Aaliya Mir

Seleção de tonalidade em odontologia estética

Aaliya Mir

Seleção de tonalidade em odontologia estética

Seleção de sombra

ScienciaScripts

Imprint

Cover image: www.ingimage.com

This book is a translation from the original published under ISBN 978-620-8-17198-8.

Publisher:
Sciencia Scripts
is a trademark of
Dodo Books Indian Ocean Ltd. and OmniScriptum S.R.L publishing group

120 High Road, East Finchley, London, N2 9ED, United Kingdom
Str. Armeneasca 28/1, office 1, Chisinau MD-2012, Republic of Moldova, Europe
Printed at: see last page
ISBN: 978-620-8-28579-1

RECONHECIMENTO

Antes de mais, gostaria de começar por expressar a minha profunda gratidão a Deus Todo-Poderoso. Sem a Sua orientação divina, as Suas bênçãos e a Sua graça, esta dissertação não teria sido possível. Sinto-me humilde e grato pela força, sabedoria e inspiração que Ele me concedeu ao longo de todo este percurso. A Sua presença deu-me a resiliência e a determinação necessárias para ultrapassar os desafios e atingir os meus objectivos académicos.

Expresso a minha sincera e profunda gratidão à minha orientadora**, a Dra. Leena Tomer,** M.D.S., Professora, Departamento de PROSTODONTIA, PONTE DE COROA E IMPLANTOLOGIA, Faculdade de Ciências Dentárias e Investigação, Modinagar, U.P., que leu as minhas inúmeras revisões e me ajudou a perceber a confusão e me orientou com o seu conhecimento infinito na conclusão desta dissertação da biblioteca. Este trabalho não teria sido possível sem o seu apoio e as suas críticas. Este projeto foi verdadeiramente uma experiência de aprendizagem. Agradeço-lhe sinceramente a valiosa orientação, o apoio e o encorajamento que me deu.

Estou sinceramente grato à minha co-orientadora**, a Dra. Gagan Khanna, (Professora),** pela paciência com que tratou do trabalho de dissertação. A sua atenção aos pormenores e a sua perseverança deram a esta dissertação um rosto de perfeição. Gostaria de lhe agradecer o seu profissionalismo incessante e dedicado ao projeto e também por me ter tornado mais conhecedor.

Aproveito esta oportunidade para exprimir o meu profundo sentimento de gratidão e os meus respeitosos cumprimentos aos meus professores **Dr. Vijay Prakash Gupta (Professor), Dr.ª Sunita Choudhary (Professora), Nikhil Prakash Agnihotri (Leitor),** não só por me terem orientado, mas também por me terem incentivado e encorajado ao longo de todo o processo. Obrigado pelas vossas críticas constantes, sem as quais não seria possível concluir este projeto. Deram-me a força de que eu precisava para dar os próximos passos em direção ao meu sonho.

Estou imensamente grato ao Diretor, **Dr. Pradeep Shukla (Diretor e Reitor)** do D.J College of Dental Sciences and Research, Modinagar, por me ter permitido utilizar a literatura científica do colégio. Estou-lhe grato pelo encorajamento e apoio que me deu durante todo o projeto.

Gostaria de dedicar um momento para prestar homenagem ao meu falecido pai **Haroon Lateif Mir**. Embora já não esteja entre nós no plano físico, a sua presença e o seu impacto na minha vida continuam a ser incomensuráveis. Devo uma parte significativa do meu percurso académico à sua crença inabalável nas minhas capacidades e ao seu apoio incessante. O amor, a sabedoria e o encorajamento do meu pai têm sido uma força orientadora ao longo desta dissertação. A sua fé inabalável nas minhas capacidades, mesmo em momentos de dúvida, impulsionou-me para a frente e incutiu-me a força para ultrapassar obstáculos. A sua memória serve como um lembrete constante para perseverar e lutar pela excelência em tudo o que faço.

Gostaria de expressar a minha maior gratidão à minha mãe, **Rifat Ara**, cujo amor inabalável e encorajamento têm sido uma fonte constante de inspiração. A sua crença nas minhas capacidades tem sido a força motriz do meu sucesso, e estou-lhe eternamente grato pelo seu apoio inabalável.

Para além disso, gostaria de estender os meus sinceros agradecimentos ao meu avô **Adv. Abdul Latief Mir** A sua sabedoria, orientação e anos de experiência foram inestimáveis para moldar a minha investigação. O seu apoio inabalável e a sua crença nas minhas capacidades têm sido uma fonte constante de motivação.

Estou igualmente grato aos meus irmãos **Yasir e Tajamul** pelo seu contínuo encorajamento e motivação ao longo de todo este processo. A sua curiosidade intelectual e as suas discussões perspicazes alargaram a minha perspetiva, ajudando-me a abordar a minha investigação de vários ângulos e enriquecendo a profundidade do meu trabalho.

Gostaria também de expressar o meu sincero agradecimento aos meus avós maternos, **Gulam Mohammed Trumboo** e **Raja Begum**, que desempenharam um papel significativo na formação do meu percurso académico. O seu amor incondicional, sabedoria e apoio inabalável têm sido uma fonte constante de força e inspiração. A sua presença na minha vida incutiu em mim os valores da perseverança, da resiliência e da busca do conhecimento. Estou eternamente grato pela sua orientação, encorajamento e crença nas minhas capacidades. O seu apoio inabalável deu-me a confiança necessária para ultrapassar desafios e perseguir as minhas paixões.

Estou profundamente grata pelo amor e apoio de toda a minha família. Durante os altos e baixos, eles estiveram ao meu lado, dando-me um incentivo e uma orientação inabaláveis. Às minhas tias, tios e primos, obrigada pelas vossas palavras de sabedoria e por serem uma fonte de inspiração. À minha família alargada, obrigada pelo vosso apoio contínuo e por celebrarem comigo as minhas etapas. Sou verdadeiramente abençoada por ter uma família tão carinhosa e solidária, e estou eternamente grata pela sua presença na minha vida.

Estou em dívida para com os meus valiosos superiores, **o Dr. Vikas Sharma, o Dr. Parvender, a Dra. Amruthasree, a Dra. Puja, a Dra. Chandni e a Dra. Swati**

Agradeço também aos meus Co-PG's, **Zain, Navya, Archana , Shubham & Subhraneel** por terem estado sempre comigo.

Um agradecimento aos meus queridos júnior's **Athira , Anita, Drishti e Narendra.**

Obrigada às minhas amigas mais próximas, **Shahida, Farkhanda, Madeeeha, Mariya e Muneeba**, por me terem apoiado e motivado.

Sinto-me humilde e privilegiado por ter tido pessoas tão excepcionais na minha vida e estendo a minha mais profunda gratidão a cada um deles. O seu apoio inabalável, orientação e crença nas minhas capacidades foram a pedra angular do meu sucesso. Sem as suas contribuições, esta dissertação não teria sido possível. Estou eternamente grato pelo seu envolvimento e espero honrar as suas contribuições, utilizando os conhecimentos e as competências que adquiri para ter um impacto significativo na área que escolhi.

Índice

Introdução

O sorriso é uma boa resposta ao mundo escuro. O cérebro humano consegue identificar cerca de um milhão de tonalidades, e foram desenvolvidos dispositivos precisos que conseguem reconhecer aproximadamente 10 milhões de tonalidades diferentes. As tonalidades da dentição humana diferem significativamente e os dispositivos electrónicos podem identificar aproximadamente 100.000 tonalidades dentárias, enquanto o olho humano consegue identificar apenas 1% dessas tonalidades[1] . A cor dos dentes é dinâmica por natureza e mostra uma tendência com a idade. A seleção de dentes naturais é a tarefa mais significativa e desafiante da dentisteria de restauração .[3]

Para alcançar a estética, são necessários quatro determinantes básicos em sequência: posição, contorno, textura e cor. O conhecimento do conceito de cor é essencial para alcançar uma boa estética[4] . A estética é uma das maiores preocupações estéticas e um dos factores mais desafiantes para os dentistas. Para abordar a preocupação estética do paciente, é importante um plano de tratamento adequado, uma técnica de tratamento e comunicação. A determinação da cor do dente é o aspeto fundamental da restauração estética do dente, especialmente na zona anterior[5] . Tradicionalmente, tem sido efectuada visualmente com a ajuda de um guia de cor. Existem vários tipos de guias para facilitar o processo de correspondência de cores. No entanto, independentemente do tipo de sistema de guia de cor utilizado, a determinação visual da cor está associada a um elevado grau de sensibilidade. Por isso, surgiu a procura de métodos que possam analisar objetivamente a cor dos dentes .[6]

Recentemente, foram desenvolvidas tecnologias para a correspondência de cores para aumentar a eficiência da restauração estética, a exatidão, a reprodutibilidade e a comunicação. As técnicas clínicas actuais para a determinação da cor dos dentes em medicina dentária podem ser técnicas visuais e técnicas instrumentais[5] . Um método frequentemente utilizado para a seleção da cor no consultório dentário é a correspondência visual da cor e os clínicos podem dominar a capacidade de correspondência da cor através de experiências clínicas, conhecimento e formação no protocolo de correspondência da cor. Embora tenham sido desenvolvidos muitos instrumentos de seleção de cores para aumentar o sucesso clínico da seleção de cores .[7]

A comunicação de cores utilizando guias de tonalidade é a técnica mais partilhada. No entanto, este método é considerado subjetivo, uma vez que é induzido pela idade, sexo, experiência do observador, fadiga ocular e luz ambiente. Neste sentido, os métodos instrumentais ganharam popularidade;

No entanto, são caros e nem sempre estão disponíveis para o dentista. É importante notar que os métodos instrumentais incluem espectrofotómetros, scanners, filtros de polarização cruzada, câmaras digitais e smartphones. Estes dispositivos consistem num detetor, num condicionador de sinal e num software que processa o sinal para tornar os dados utilizáveis numa clínica ou laboratório .[8]

O objetivo deste estudo é avaliar vários métodos de seleção da cor e analisar as vantagens e desvantagens dos vários métodos de seleção da cor e descobrir uma forma mais eficiente e económica de selecionar a cor natural do dente.

Revisão da literatura

E. Bruce Clark (1931)": O objetivo deste relatório era apresentar dados resumidos acumulados numa análise dos dentes de 1.000 pacientes que, durante um período de oito anos, vieram ao seu consultório para tratamento. O objetivo desta análise era estabelecer e registar especificações definitivas da cor dos dentes, fornecendo assim registos que podem ser usados como base para mais investigação sobre a cor e a sua aplicação no campo da medicina dentária.

Dean Farnsworth (1943)[10] : discutiu o teste Farnsworth -Munsell 100 -Hue e Dichotomous para a visão das cores. Este teste foi descrito para a avaliação da anomalia da cor. A importância da realização de um teste de cor para o investigador foi retirada da literatura. Assim, é necessário que o investigador se submeta ao teste de Munsell e Dicotómico para descobrir a peculiaridade.

G. Verries (1963)[1] : efectuou um estudo sobre a discriminação das cores em função da idade e do sexo. Esta literatura afirma que os princípios pseudo-isocromáticos não são rápidos a responder e não identificam diferenças fiáveis. Apesar disso, as deficiências adquiridas da discriminação das cores não são muitas vezes tão bem delineadas como as congénitas. Este artigo descreve a ocorrência de diferentes tipos de deficiência ocular.

Rolf G. Kuehni(1979)12 efectuou uma experiência sobre o escalonamento visual de pequenas diferenças de cor envolvendo seis microespaços de cor. São utilizadas estimativas subjectivas, julgamentos permitidos e classificações para estimar as amostras de cores. Os métodos tradicionais são utilizados para calcular as escalas visuais. Foram premeditadas relações mútuas entre as fórmulas de diferença de cor como CIELAB, IELUV, FMC-2 e FCM e as escalas visuais.

Charles G. Saleski (1972)1°**:** Formulou um clareamento padronizado para a reprodução protética na seleção de cores entre dentistas e em laboratórios dentários. A cor é a coisa mais importante a ter em conta e o conhecimento e as ferramentas para colorir sobrevivem. Ao utilizar a tecnologia disponível para próteses funcionais, os dentistas podem estabelecer a mesma excelência técnica para fins estéticos.

Gerard J. Barna(1981)[14] efectuou um estudo in vitro sobre a perceção da cor dentro da gama de cores dos dentes naturais. Ele afirmou que as variáveis do objeto, do observador e da fonte de luz são afectadas pelas cores. Ao reduzir as variáveis do objeto e das fontes de luz, as variáveis normais do observador podem ser controladas. É evidente que a prática, por si só, não pode aumentar a capacidade e é necessário um treino adequado para a discriminação das cores.

Lynda K. Bangtson (1982)[15] efectuou um estudo experimental para a conversão das designações Chromascan em valores trissimilares CIE. Na medicina dentária restauradora e protética, a correspondência da cor continua a ser um desafio. A seleção da cor torna-se complicada devido às diferenças individuais nas capacidades de identificação e perceção da cor.

R. R Seghi (1986)[16], este estudo teve como objetivo utilizar técnicas colorimétricas instrumentais para estimar as alterações de cor entre os sistemas de porcelana. A profissão dentária está a enfrentar muitas dificuldades na correspondência dos sistemas de porcelana com a dentição humana natural. A dificuldade das variações de produto no que diz respeito à produção de cor é bem compreendida pelos ceramistas, mas ainda não foi quantificada.

W. M. Johnston (1988)[17]**:** Este estudo comparou a correspondência de cores através de um método visual e de instrumentos como a colorimetria clínica. Alguns problemas surgem quer os problemas sejam evidentes por métodos visuais ou instrumentais. Os observadores individuais podem registar cores diferentes de tempos a tempos, o que leva a uma inadequação das cores. O Serviço de Saúde Pública dos Estados Unidos (USPHC) implementou vários critérios para os observadores visuais. Um colorímetro instrumental fornece parâmetros semelhantes de diferentes objectos quando qualquer colorímetro é fornecido.

T. P. Van de Burgt (1990)[18] comparou a tonalidade utilizando três métodos diferentes: visual, colorímetro de fibra ótica e espetrofotómetro. A medição deve ser copiada, realista e equilibrada, e fácil de utilizar. Todas as calibrações devem ser registadas intra-oralmente e não devem envolver quaisquer danos. Esta investigação termina com resultados que a fibra ótica. Um colorímetro é um instrumento promissor, mas é necessário um certo aperfeiçoamento teórico ou científico.

S. P. Davison (1990)[19] explorou e investigou quatro tipos de grupos inovadores. Eram eles 1) estudantes de medicina dentária e dentistas com daltonismo 2) assistentes com visão cromática normal 3) protésicos com visão cromática normal 4) o grupo de controlo. Este estudo concluiu que os estudantes de medicina dentária com daltonismo diminuíram a sua capacidade de fazer uma seleção precisa da cor. Os assistentes com visão cromática normal apresentam resultados estatisticamente significativos.

James L. Donahue (1991)[20] discutiu a avaliação da cor entre homens e mulheres. Foram selecionados 12 estudantes (6 homens e 6 mulheres) com idades compreendidas entre os 24 e os 35 anos. Ambos deveriam ser submetidos a um teste de daltonismo. Foram utilizadas três guias de cor diferentes (VitaLumin vacuum, Crystal porcelain, bioform) e três fontes de iluminação diferentes (luz do dia do Norte, luz de sombra Lumin, fluorescente). As mulheres concordaram mais com a Vita Lumin do que com a Crystal porcelain e a bioform.

Rene A Bolt (1994)[21] realizou um estudo em dentes incisivos extraídos, fixados com formalina. A cor do dente é normalmente medida com uma pequena janela pela iluminação que passa por ela. Quando a luz entra na janela demasiado pequena para a discriminação da cor, ocorre um erro de perda de borda. A fim de ultrapassar estes erros, foi instalado um diafragma externo num espetrofotómetro que utiliza um espectrorradiómetro e um detetor.

Scott R. Okubo (1998)[22] analisou a correspondência de tonalidades do guia de tonalidades de cerâmica (VitaLuminshade) utilizando a correspondência de tonalidades convencional e instrumental utilizando um colorímetro computorizado como o Colortron II. O Colotron acertou corretamente em 8 separadores de 16, enquanto que o visual acertou em 7. 7 em 16. Assim, o Colotron II é ligeiramente melhor, uma vez que corresponde a 50% dos separadores corretos, quando comparado com o Visual, que corresponde a 48% dos separadores corretos.

Carolyn Bentley (1999)[23] efectuou um estudo sobre o branqueamento Nightguard Vital Bleaching (NGVB) por meios digitalizados. A tabela de cores e os casos clínicos foram fotografados utilizando a câmara de filmar de 35 milímetros com uma distância focal de 100 mm f/4 e flash automático. A imagem foi então digitalizada no computador e armazenada no formato vermelho, verde e azul (RGB). O Photoshop foi efectuado com um software disponível no mercado.

Akira Hasegawa (2000)[24] efectuou um estudo in vivo da cor e translucidez no incisivo central natural de

42 homens e 45 mulheres de diferentes grupos etários, utilizando um computador a cores Spectroradiometer modelo PR-650 Spectra Colorimeter com Macro-Spectra MS-75 e lentes SL-1X. Este artigo tem como objetivo clarificar a translucidez e as diferenças de cor em cinco locais, nomeadamente cervical, centro-cervical, centro, incisal-centro e incisal, entre os dentes naturais e a guia de cor VITA Lumin Vacuum. Concluiu-se que os dentes naturais mostraram uma diminuição da luminosidade do centro para a zona cervical e um aumento drástico da cor amarela em todas as cinco zonas com o avançar da idade. A cor Vita Lumin proporciona menos luminosidade em comparação com a dos dentes naturais.

Stephan Phelan (2002)[25] discutiu a importância do trabalho de equipa para a correspondência de cores em medicina dentária. Historicamente, afirma que a comunicação entre o dentista e o técnico de laboratório é feita através de prescrições dentárias como a tonalidade, o valor, o croma, a proncipitalização e a caraterização de fossas e fissuras. Isto parece bastante difícil para o técnico, uma vez que não pode ver o doente e a comunicação pode ser feita de uma forma que o dentista diz o que pretende. Para ultrapassar esta situação, foi inventada a comunicação através da fotografia.

Paul (2002)[26] : Foi efectuado um estudo in vivo sobre a precisão da correspondência de cores em medicina dentária. Foram selecionados 30 pacientes (14 do sexo masculino e 16 do sexo feminino) com diferentes grupos etários, variando entre 17 e 44 anos. Três dentistas utilizaram o guia de cores Vitapan Classical para determinar a cor possível com base no método convencional. A câmara intra-oral é utilizada para medir a cor através de métodos espectrofotométricos. Este estudo mostra que a análise espectrofotométrica é mais precisa do que a seleção convencional da cor.

Wolfgang M. Bengel (2003)[27]: Discutiu as imagens tiradas por fotografia digital que eliminam a cor projectada pela referência neutra, como o cartão cinzento refletido, e que também proporcionam melhores resultados terapêuticos após procedimentos de branqueamento. Este artigo descreve os factores que afectam o desempenho da cor e a luminosidade na fotografia. No entanto, a fotografia digital pode resultar na transformação da causa da luminosidade das imagens.

Lambert J. Stumpel III (2004)[28] : Discutiu a forma fácil de retificar imagens digitais em comunicação de sombra com o dentista e o técnico de prótese dentária no laboratório. Depois de tirar as fotografias, a imagem é analisada utilizando o software informático (Adobe CS, Adobe Inc, San Jose, Califórnia) e processada com as barras de ferramentas presentes no software. Por fim, a imagem é guardada e enviada para o técnico de laboratório para processamento posterior.

Alma Dozic (2004[29]): Realizou um estudo in vivo em estudantes de medicina dentária e funcionários da ACTA com alguns dos critérios de inclusão de 1 minuto de escovagem com escovas de dentes macias e pasta de dentes clássica e critérios exclusivos de dentes fracturados e lesões de cárie. O objetivo do estudo era descobrir uma possível relação de cor entre os valores L*a*b* dos segmentos incisal, médio e cervical dos dentes vitais, através da captação de imagens utilizando uma câmara digital com definições adequadas. Foi encontrada uma co-relação estatisticamente significativa entre os valores de L* e b* quando comparados com os valores de L* e a*, porque o coeficiente intermédio de L* e a* é relativamente baixo.

H. Dagg (2004)[30]: Explicou claramente algumas circunstâncias das quais depende a exatidão da reprodução da tonalidade. Foram fabricadas abas de cor personalizadas a partir das porcelanas Vita e Shouf. Quatro considerações principais foram: o contraste entre os dois sistemas de porcelana, o resultado da espessura da porcelana, o resultado da qualidade da luz e o envolvimento ou experiência do observador. Os resultados mostraram que a qualidade da luz é o fator que mais influencia a seleção da cor.

Jane D. Brewer (2004)[31] : Este estudo enfatizou o desenvolvimento de um sistema de correspondência de cores. O método convencional mais antigo mostra muitas diferenças de cor na correspondência de tonalidades devido a influências externas como a idade, a doença e a terapia medicamentosa. Nos últimos 20 anos, foram publicados vários resultados laboratoriais e clínicos de medições instrumentais. Este artigo explica sucintamente a correspondência visual da cor e a correspondência instrumental da cor, como o colorímetro (Shade Eye, Shade Scan), a imagem digital (Clear Match, Spectro Shade), o espetrofotómetro (Easy Shade) e o espectrorradiómetro.

Mostafa Analoui (2004)[32] : Realizou um estudo in vitro em 150 dentes humanos extraídos. Vita Lumin V, a TrubyteBioform Color, Vitapan 3D-Master são as guias de cor comercialmente disponíveis utilizadas neste estudo. Os valores L*a*b* da escala de cores foram medidos utilizando um espetrofotómetro. As paletas de cores visualmente óptimas apresentam menos erros.

Burkard Hugo (2005)[33] : Efectuou um estudo in vivo sobre a correspondência de sombras com base na correspondência de sombras visual e assistida por computador. É importante para os profissionais do quotidiano saber se a correspondência de cores por computador será útil no dia a dia. O dispositivo Spectro Shade (MHTOptic Research AG,8155 Niederhasli, Suíça), o dispositivo Shade Vision (X-Rite Co.,) e o Digital Shade Guide DSG4 (A. Rieth, Alemanha) baseiam-se na determinação assistida por computador.

Jarad FD (2005>: Discutiu a determinação da cor por observação e métodos de correspondência por computador. A correspondência de cores sempre foi um trabalho fastidioso em medicina dentária e satisfazer o paciente é bastante difícil. Este artigo descreve dois métodos, nomeadamente as guias de cor Vita Lumin (A2, A3, A3.

5, B2, B3, B4, C1, C2, C3) e câmara digital (Nikon Coolpix 990), e os valores de cor obtidos por uma câmara digital são verificados utilizando um espetrofotómetro.

Alvin G. Wee (2006)3^ Discutiu a combinação perfeita de cores utilizando uma câmara digital em medicina dentária. As imagens foram captadas digitalmente pelas seguintes câmaras de reflexão de lente única (SLR), tais como a Nikon D100 com dispositivo de acoplamento de carga (CCD), a Canon EOS D60 com CMOS (sensor semi-micro condutor de óxido de metal complementar) e a Sigma SD9 com sensor CMOS Foveon x 3. Este estudo mostra que uma câmara SLR com definições e protocolos adequados ajuda a reproduzir com precisão a cor

Seungyee Kim-Pusateri (2007)[36] : Foi realizado um estudo in vitro sobre a precisão e a fiabilidade da cor dos dentes. Este artigo comparou três guias de cor comercialmente disponíveis, tais como VITA Classical (VITAZahnfabrik), VITA 3D Master (VITA Zahnfabrik) e Chromascope (Ivoclar Vivadent) com um dispositivo de correspondência de cor como o Shade Scan (Cynovad). Os resultados mostram que a fiabilidade da cor dos dentes para o VITA Classical será maior, seguida do VITA 3D Master e do Chromascope, e a precisão da cor dos dentes para o VITA Classical será maior, seguida do Chromascope e do VITA 3D Master.

Monica Anand (2007)[37] : Neste estudo, a correspondência de cores foi efectuada utilizando métodos instrumentais e computadores. Os métodos instrumentais da secção de cor podem ser preferidos aos métodos visuais, uma vez que são imparciais e rápidos. Este processo elimina a especulação ou adivinhação da cor, uma vez que é mais exato e pretende produzir benefícios estéticos para o paciente, o dentista e o técnico de prótese dentária. Recentemente, foi introduzido no mercado um método computorizado de seleção da cor.

Alma Dozic (2007)[38] : efectuou um estudo in vitro e um estudo in vivo sobre a exatidão e a precisão da correspondência de cores em cinco aparelhos disponíveis no mercado. Cinco separadores de cor, tais como A1, A2, A3, A3. 5, ou A4 do guia de cores Vita Lumin foram colocadas na mandíbula do fantoma para determinar a correspondência de cores utilizando cinco dispositivos disponíveis, tais como Shade Scan, Ikam, IdentaColor II, Shade Eye, Easyshade. Para o estudo in vivo, foram selecionados 25 estudantes de medicina dentária, sem qualquer restauração, na região anterior do maxilar com consentimento informado.

Q. LI e Y. N. Wang (2007)∞: Este estudo discutiu a determinação da tonalidade entre os medidores visuais e colorimétricos. Vinte pessoas (11 mulheres e 9 homens) foram selecionadas entre os grupos etários de 1932 anos. Dois protéticos e um técnico de prótese dentária foram utilizados neste estudo para a avaliação visual da cor utilizando o guia de cor Vita Lumin. O ShadeEye NCC é o colorímetro dentário intra-oral utilizado neste estudo. Este estudo conclui que o ShadeEye NCC fornece melhores resultados quando comparado com a avaliação visual.

Alvaro Della Bona (2008)[40] : Foi realizado um estudo com três grupos de populações, nomeadamente a população em geral (não dentista ou GP) e estudantes do primeiro ano de medicina dentária (DS) e um dentista experiente (DD). A população em geral observou a aba de sombra e os incisivos centrais naturais foram observados por DS e DD em duas condições de iluminação: luz natural e luz fluorescente branca fria. O espetrofotómetro intra-oral ajuda a identificar o incisivo central natural e a aba de sombra.

John D. Da Silva et all (2008)": Foi efectuado um estudo in vivo em 36 indivíduos, utilizando duas técnicas diferentes de combinação de cores, como os métodos convencional e espetrofotométrico. O Vitapan Classical, o Vitapan 3D-Master e o Chromascope são os três sistemas de orientação utilizados neste estudo. A coroa de cerâmica metálica foi preparada utilizando ambos os métodos espectrofotométricos convencionais para uma melhor reprodução da cor. As coroas fabricadas com um espetrofotómetro dedicado tiveram uma correspondência de cor significativamente melhor e uma taxa de rejeição mais baixa devido à falta de correspondência de cor, em comparação com as coroas fabricadas com um espetrofotómetro convencional.

método de correspondência de sombras.

Jin-SooAhn(2008)[42] : Foi efectuado um estudo sobre a escala de tonalidade, valor e croma da pastilha de cor (Vitapan 3D Master) utilizando um espetrofotómetro. Antes de efetuar o procedimento de determinação da tonalidade, a parte central da pastilha de cor foi polida com papel de carboneto de silício. Ao tornar plana a superfície média, a medição torna-se mais exacta quando comparada com as regiões cervical e incisal.

David Gozalo- Diaz (2008)[43] : O objetivo deste estudo foi avaliar modelos de regressão linear que possam ser usados para prever parâmetros de cor para incisivos centrais de pacientes edêntulos com base em algumas caraterísticas de indivíduos dentados. Concluiu-se que a idade e o género são determinantes estatisticamente significativos na previsão da cor natural dos incisivos centrais. Embora a precisão destas previsões tenha sido inferior à mediana da cor, a diferença encontrada para todos os pares de dentes estudados pode ser considerada uma precisão aceitável, sendo necessários mais estudos para reduzir esta precisão até ao limite de deteção.

T. Roma Jasinevicius (2009)[44] : Foi efectuado um estudo sobre a determinação da cor entre os técnicos de prótese dentária, vinte homens e vinte mulheres, em condições de luz no laboratório individual. Não contendo quaisquer contradições lógicas com outros estudos, provou que não havia qualquer diferença evidente na experiência ou no género.

Rade D. Paravina (2009)[45] : O objetivo deste estudo clínico foi avaliar a alteração de cor dos dentes após a exposição a um sistema de branqueamento dentário em consultório com peróxido de hidrogénio a 25%, com e sem exposição a luz suplementar. Dentro das limitações deste estudo, o tratamento com luz suplementar mostrou alterações de cor significativamente maiores, dependentes do branqueamento, em comparação com o tratamento sem luz, quando avaliado através de métodos instrumentais. O mesmo foi determinado para o método visual com o Vita Bleachedguide 3D-Master. Não foi detectada nenhuma diferença significativa na alteração de cor em relação à exposição à luz para o Vitapan Classical.

Lars Schropp (2009)[46] : Este estudo discutiu a avaliação visual e digital da seleção de cores. Foi selecionada a guia Vita 3D-Master, uma vez que é utilizada principalmente em cenários clínicos. Foram selecionadas doze guias e colocadas na cabeça do fantoma e a observação foi feita por nove observadores. Da mesma forma, foi tirada uma fotografia digital num ambiente clínico com as definições da câmara e a correspondência de cores foi efectuada por um software informático. Concluiu-se que a fotografia digital dá melhores resultados quando comparada com o método visual.

Seungyee Kim et all (2009)[47] : Este estudo discutiu a precisão e a fiabilidade de quatro dispositivos de correção de sombras. Três guias de cor comerciais, tais como Vitapan Classical, Vitapan 3D-Master e Chromascop, foram utilizadas neste estudo. Utilizando uma solução de limpeza ultra-sónica, as guias de cor são limpas antes da correspondência de cor. Para o teste de fiabilidade, foi selecionada uma pala de cada guia de cor e comparada 10 vezes não consecutivas com quatro dispositivos de correção de cor (SpectroShade, ShadeVision, Vita Easyshade, Shade Scan) e, para a precisão, foram selecionadas 10 palas de cada guia de cor e medidas uma vez com dispositivos de correção de cor.

Won-suk Oh (2010)[48]**:** Foi efectuado um estudo sobre métodos fotográficos visuais e digitais. O guia de cores Vitapan Classical foi utilizado no estudo. Embora tenha sido realizado com determinadas condições padrão, é bastante difícil para os técnicos de laboratório, uma vez que não podem ver o paciente. O espetrofotómetro é um método fiável, mas não pode ser utilizado por não ser rentável. A correspondência digital da seleção de dentes ajuda na transferência de imagens para o laboratório e torna-a mais eficaz na reprodução de cores.

Yong-Keun Lee (2011)[49] : O objetivo deste estudo foi determinar a quantidade de mudança percebida na cor e nas coordenadas de cor de um guia de sombra utilizando 3 fontes de luz diferentes: Iluminante padrão CIE D65 (luz do dia), A (lâmpada incandescente) e F9 (lâmpada fluorescente).

Concluiu-se que foram confirmadas por um espectrorradiómetro mudanças perceptíveis na cor das guias de sombra em diferentes condições de iluminação ambiente; estas mudanças de cor foram influenciadas pelo tipo de iluminante utilizado.

Elizabeth Sarkis (2012)≡> : Este estudo in vitro foi efectuado para alterações de cor de cinco materiais dentários. Uma amostra em forma de disco foi preparada e fotopolimerizada com compósito de arco de plasma. Um lado foi polido com um sistema Super-Snap e o lado restante foi deixado inacabado. Foi utilizado um espetrofotómetro digital para medir a cor após 24 horas. As superfícies não acabadas mostram mais coloração quando comparadas com as superfícies acabadas.

Deger Ongul (2012)[51]: Neste estudo in vivo, foram selecionados trinta e três indivíduos e foram fabricadas coroas de cerâmica no incisivo central superior, utilizando dois sistemas de guia de cores, como o Vitapan Classical e o Vita Tooth guide 3D-Master. O espetrofotómetro ajuda a calcular os valores de cor deste sistema de orientação de cor. Os resultados mostram que a coroa fabricada pelo Vita 3DMaster apresenta valores mais próximos do dente natural.

Shobha Rodrigues (2012)[52] : Foi realizado um estudo in vivo sobre a diferença de cor entre dentes anteriores naturais em diferentes grupos etários e géneros, utilizando 3 guias de cor, nomeadamente Vita Lumin, Vita 3D-Master e Chromascop. Os resultados não mostram qualquer resultado estatisticamente significativo em ambos os sexos e em diferentes grupos etários. No entanto, à medida que a idade avança, verifica-se um escurecimento significativo dos dentes.

W. K Tam (2012)[53]**:** Foi efectuado um estudo in vitro sobre a correspondência de cores entre o método convencional e o digital. O Vita 3D-Master e a Canon EOS 1100D foram utilizados no estudo. A guia de cor foi captada por uma câmara digital a uma distância de 30-50 cm. A imagem foi depois processada através de um corte manual para remover sombras ligeiras nos bordos cervicais ou laterais. Os resultados confirmam a preferência pela câmara digital na reprodução da sombra.

Mehta R (2014>- Foi feita uma revisão actualizada sobre a seleção de cores em medicina dentária. O método mais antigo de seleção da cor terminou com algumas limitações devido à opalescência, translucidez e fadiga. Assim, surgiram métodos mais recentes na medicina dentária moderna para uma reprodução exacta e perfeita da correspondência cerâmica. Estes incluem dispositivos RGB, câmara digital, espetrofotómetro, colorímetro e seleção da cor do coto.

Jian Wang (2014)[55] : Foi efectuado um estudo in vitro sobre a reprodução exacta da cor da porcelana através de um sistema de correspondência de cores por computador. Foram preparados 21 discos de cor com 1 mm de espessura a partir de porcelana e polidos, medidos com um espetrofotómetro e combinados por computador. Os resultados mostram que a correspondência de cores por computador é mais exacta e eficaz na reprodução de cerâmica ou porcelana dentária.

Sumanth K. Veeraganta (2014)[56] : Foi realizado um estudo in vivo sobre a variação do valor da cor dos dentes em função da idade, do género e do valor da cor da pele. Foram selecionados 100 indivíduos da população de Bangalore com alguns critérios de exclusão e inclusão. Foi utilizado um único observador no estudo, com menos de cinco anos de experiência dentária, depois de ter sido certificado relativamente ao daltonismo. Os resultados do estudo não revelam qualquer diferença significativa entre o género ou a cor da pele, sendo a diferença significativa entre a idade, mais jovem, evidente com valores mais claros em comparação com os adultos mais velhos.

DS Moodley (2015)[57]: Foi realizado um estudo in vivo sobre a diferença de cor entre os espectrofotómetros convencionais e os espectrofotómetros. Foram selecionados vinte e cinco pacientes entre os grupos etários de 20 e 25 anos com o conjunto completo de dentes anteriores superiores e incisivo central superior direito vital. Para o método convencional foram selecionados o Vita Classical e o Vita 3D-Master e para o método espetrofotométrico foi selecionado o Spectro Shade. Concluiu o estudo afirmando que seria uma boa prática utilizar ambos os métodos.

Aikaterini Tsiliagkou (2016)[58] : Foi realizado um estudo sobre a exatidão e a repetibilidade dos dispositivos de correspondência de cores. Para este estudo, foram selecionadas duas guias de cor disponíveis no mercado, como a Vita Lumin e a Vitapan3D-master. Foram utilizados três instrumentos de seleção de cores, como o Easyshade, o SpectroShade e o Shade Vision. Com base em determinados termos, condições e parâmetros, o SpectroShade foi considerado o dispositivo mais útil e aceitável.

Taylan Sari et all (2017)[59] : Foi realizado um estudo in vitro para investigar o efeito da tonalidade e da espessura do substrato na cor final de facetas laminadas ultrafinas fresadas a partir de cerâmica feldspática e para apresentar uma metodologia simples com a qual um clínico pode visualizar os efeitos da cor do substrato, da espessura da cerâmica e da cor do bloco pré-fabricado de desenho assistido por computador e fabrico assistido por computador (CAD-CAM) na cor final da restauração. As combinações de um tom de substrato mais claro e uma restauração de cerâmica de valor mais claro e de um tom de substrato mais escuro e uma restauração de cerâmica de valor mais escuro alteraram apenas minimamente a cor final da restauração.

Erin Ballard, MS (2017)[60] : Foi feita uma discussão sobre as expectativas e o cumprimento da seleção de cores utilizando um espetrofotómetro avançado. Foram recolhidas informações pictóricas ou descritivas, tais como pacientes (58 do sexo masculino e 45 do sexo feminino), estudantes de medicina dentária 9 do terceiro e último ano), professores supervisores (dentista geral e protésico), nível de experiência e localização da restauração. Com base na recolha de dados, a cor de referência, a cor de prescrição e a restauração definitiva cimentada, o Spectrophotometer Advance 4. 0 apresenta um elevado grau de satisfação

Mohammad Hassan Kalantari (2017)[61] : Foi efectuado um estudo in vitro para determinar a melhor reprodução da cor entre o sistema convencional e dois sistemas espectrofotométricos. Foram selecionados treze pacientes com critérios exclusivos e inclusivos. Foi efectuada uma impressão preliminar e o molde foi vazado e montado no articulador. Foram feitas preparações dentárias para receber a restauração metalo-cerâmica e o molde mestre foi vazado. O molde mestre é digitalizado utilizando um scanner 3D e processado com tecnologia CAD CAM. Foram feitas três coroas para cada dente sob seleção visual de cor pelo Vitapan Classical e espectrofotométrica pelo Vita Easyshade e Degudent Shade pilot. Concluiu-se que o método espetrofotométrico fornece resultados mais fiáveis e melhores do que o método visual digital

Juzer S. Miyajiwala (2017)[62] : Foi realizado um estudo in vivo para a seleção de cores entre fotografia visual e digital com métodos espectrofotométricos. O guia de tonalidade Vitapan Classical é utilizado para o método convencional, enquanto a Canon 500D é utilizada no método digital. Foram selecionados 50 doentes em ambulatório para a determinação da cor com base nos critérios recomendados. Este estudo concluiu que o método digital pode ser utilizado para a determinação autêntica da cor quando comparado com o método visual

Walleska Feijo Liberato et all(2018)[63] : O objetivo deste estudo clínico foi comparar a fiabilidade de diferentes métodos visuais e instrumentais para a correspondência de cores dentárias. Os métodos instrumentais foram mais precisos do que os métodos visuais. O melhor desempenho foi encontrado para o scanner intraoral configurado para a escala 3D- MASTER (valor kappa de Fleiss de . 874) e para o espetrofotómetro configurado para a escala VITA Classical (valor kappa de Fleiss de 805). O melhor método visual de correspondência de tonalidades foi a escala VITA Classical associada ao dispositivo de correção da luz (valor kappa de Fleiss de . 322). A escala clássica sem o dispositivo de correção da luz apresentou a fiabilidade mais fraca (valor kappa de Fleiss de . 177) (P<. 05).

Vidhu Antony et al. (2018)[6] : Esta revisão sistemática avaliou 29 estudos que compararam a eficácia dos métodos visuais e instrumentais de correção da tonalidade. De acordo com as limitações do desenho deste estudo, pode concluir-se que a inconsistência do método visual não é inferior à correspondência de cores instrumental, da mesma forma que a precisão da correspondência de cores da câmara digital foi comparável aos métodos instrumentais. Como profissionais de medicina dentária, temos de decidir qual o método a utilizar para cada caso individual, consoante as prioridades.

Jay D et all (2018)[64]: Este estudo concluiu que a técnica de fabrico de um molde com a cor do dente preparado é uma forma simples e eficaz de comunicar informações sobre a cor ao técnico de laboratório dentário. Proporciona ao técnico uma melhor compreensão da cor do dente descolorido, permitindo assim o fabrico de uma restauração esteticamente satisfatória.

Shahjahan PA et al. (2019)[65]: Este estudo enfatizou a importância da correspondência exacta da cor na obtenção de restaurações dentárias estéticas. Analisaram os recentes avanços tecnológicos para melhorar os resultados da correspondência de cores e destacaram a necessidade de os dentistas incorporarem a arte dentária com humildade, paciência e perseverança nos seus planos de tratamento.

Mahn et al. (2020)": Este estudo comparou métodos de registo e correspondência de cores numa população jovem chilena. Verificaram que o método de imagem digital com um filtro de polarização cruzada e espetrofotómetro não apresentava diferenças significativas nas coordenadas de cor, enquanto o método visual analógico apresentava maiores disparidades de cor. O valor DE para o método visual digital foi de 6,2, considerado uma discrepância de cor aceitável.

Jorquera et al (2020)[67] : Este estudo comparou a diferença de cor (DE) entre três métodos de seleção de cor para coroas de cerâmica: seleção visual de cor com um guia de cor, seleção digital de cor com uma câmara digital e um filtro de polarização cruzada e seleção digital de cor com um smartphone e um dispositivo de correção de luz. Os métodos digitais que utilizam uma câmara digital e um smartphone com um dispositivo de correção da luz obtiveram diferenças de cor aceitáveis (DE<3,7), enquanto a seleção visual da cor teve uma DE média acima do limiar aceitável. A utilização de um cartão de referência cinzento ajudou a normalizar o equilíbrio de brancos nas imagens digitais.

Farhad Tabatabaian et al. (2021)[68] : Esta revisão discutiu os métodos visuais e digitais de seleção da cor, os factores e condições eficazes relacionados, e a sua exatidão e precisão para descobrir o método de seleção da cor mais exato e preciso disponível em medicina dentária. Os espectrofotómetros dentários proporcionam a maior exatidão e precisão globais entre os diferentes métodos de seleção de cores, embora necessitem de ambientes clínicos para controlar os factores/condições efectivos relacionados e de melhorias tecnológicas para um desempenho ótimo.

Aswathy S Kumar et al. (2021)[69] : Esta revisão foi uma tentativa de lançar luz sobre os princípios básicos da ciência da cor relacionados com a Prostodontia. A avaliação da cor do dente é essencial para o sucesso clínico das restaurações estéticas. As restaurações devem corresponder à cor natural

dentes ou com outros dentes restaurados. O julgamento visual dos operadores e dos pacientes constitui a base da avaliação estética. As guias de cor como VITA Classical, 3D Master, Linear Guide e Stump guide estão a ser utilizadas há muito tempo. Os operadores devem testar periodicamente a sua visão cromática, uma vez que o avanço da idade, as doenças e muitos medicamentos podem causar deficiências na visão cromática. A utilização de espectrofotómetros está atualmente a ganhar popularidade devido à sua precisão. Talvez no futuro a Inteligência Artificial possa assumir completamente o processo de seleção de cores

Rohit K. Singh et al. (2021)": Este estudo comparou a precisão da seleção de sombras entre observadores masculinos e femininos utilizando um dispositivo digital de correspondência de sombras. Houve uma diferença mínima significativa na seleção de sombra com o Vita Easyshade compact (p <0,001) para os valores L, C e H. No entanto, houve uma diferença significativa entre os aparelhos na AE, com o Vita

Easyshade compact a apresentar o valor médio mais elevado. As mulheres tiveram um melhor desempenho na seleção da cor, provavelmente devido à sua maior consciência estética.

Odhayd et al. (2022>: Esta revisão abrangente concluiu que, para proporcionar uma restauração estética ao doente, o dentista deve ter uma compreensão completa da ciência da cor e da perceção da cor. A correspondência da cor correta satisfaz tanto o dentista como o doente e proporciona uma aparência agradável ao doente. Para obter uma boa estética, devem ser utilizados sistemas de cor convencionais e digitais durante o processo de seleção da cor.

Rizwan Jouhar et al (2022)[70] : Este estudo concluiu que a avaliação exacta da cor e da tonalidade dos dentes pode ser possível através da aplicação de várias técnicas e da utilização de dispositivos que contêm análise visual com guias de tonalidade, colorimetria, espetrofotometria e exploração informática de imagens digitais, uma vez que são ferramentas muito úteis e adequadas para a medição da cor e da tonalidade dos dentes e são consideradas como controlo de qualidade para a restauração de dentes.

ESQUEMAS DE CORES BÁSICOS:

O círculo cromático, vulgarmente conhecido como círculo de cores, é uma ferramenta fundamental utilizada para a mistura e compreensão das cores (Figura 1). Originalmente concebido por Sir Isaac Newton em 1666, sofreu várias adaptações ao longo do tempo. A versão atual consiste numa roda de 12 cores, sendo o vermelho, o amarelo e o azul designados como cores primárias. As cores secundárias, incluindo o verde, o laranja e o roxo, são formadas pela combinação de duas cores primárias. Além disso, a fusão das cores primárias e secundárias dá origem a seis cores terciárias .[4]

O círculo cromático pode ser dividido em cores quentes e frias. As cores quentes são vibrantes e enérgicas, criando uma sensação de dinamismo e parecendo avançar no espaço. As cores frias, por outro lado, evocam uma sensação de calma e tranquilidade. As cores neutras, como o branco, o preto e o cinzento, são consideradas desprovidas de calor ou de frescura .[4]

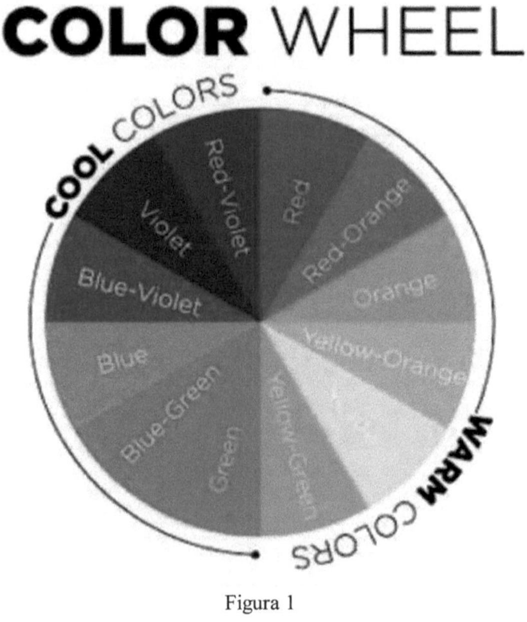

Figura 1

Harmonias de cores:

As harmonias de cores ou acordes de cores referem-se a combinações específicas de cores que são consideradas visualmente agradáveis. Estas harmonias são criadas através do estabelecimento de uma relação fixa entre duas ou mais cores no círculo cromático[4] . Várias harmonias de cores comumente reconhecidas incluem as seguintes:

Esquema de cores complementares: Este esquema envolve o emparelhamento de cores que se encontram opostas na roda das cores, como o vermelho e o verde. As cores complementares criam um elevado contraste e podem aumentar o impacto visual uma da outra.

Esquema de cores análogas: Neste esquema, as cores que são adjacentes umas às outras na roda de cores são combinadas. Por exemplo, cores como o vermelho, o laranja e o amarelo. As cores análogas criam frequentemente uma sensação de harmonia e unidade.

- **Esquema de cores triádico:** O esquema triádico envolve a seleção de três cores que estão uniformemente espaçadas no círculo cromático. Por exemplo, a combinação de vermelho, azul e amarelo. Os esquemas de cores triádicos oferecem uma combinação equilibrada e vibrante.
- **Esquema de cores tetrádico ou retangular:** Este esquema utiliza quatro cores dispostas em dois pares complementares. As cores são escolhidas de modo a formarem um retângulo ou um quadrado no círculo cromático. O esquema tetrádico oferece uma vasta gama de possibilidades de cores e permite combinações de cores criativas.
- **Esquema de cores complementares divididas:** Para além da cor base, este esquema utiliza duas cores que são adjacentes ao complemento da cor base. Por exemplo, a combinação de uma cor de base vermelha com cores como o amarelo-verde e o azul-verde. O esquema complementar dividido fornece uma variação do esquema complementar tradicional, mantendo o contraste visual.
- **Esquema de cores quadrado:** Semelhante ao esquema retangular, o esquema quadrado

também envolve quatro cores. No entanto, neste caso, as cores são espaçadas uniformemente à volta do círculo de cores, criando uma forma quadrada. O esquema de cores quadrado oferece uma combinação equilibrada e harmoniosa de cores.

Estas harmonias de cores servem como diretrizes úteis para criar paletas de cores esteticamente agradáveis e são amplamente reconhecidas no campo do design e das artes visuais.

Teoria aditiva da cor

As cores primárias aditivas são o vermelho, o verde e o azul (RGB). Quando duas destas cores primárias são combinadas em proporções iguais, formam as cores secundárias aditivas ciano, magenta e amarelo [Figura 2]. A mistura das três cores primárias em quantidades iguais produz a cor branca. É importante notar que a combinação de cores aditivas leva à criação de tons mais claros. Assim, quando as três cores primárias são combinadas, a cor resultante parece "clara" e é percepcionada como branca .[4]

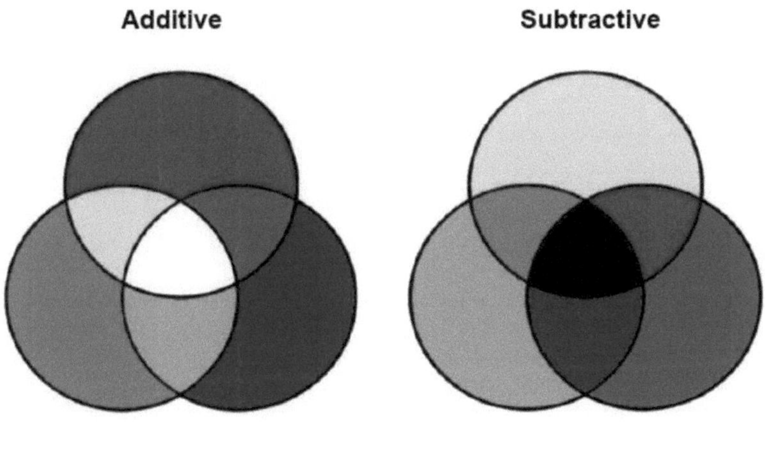

FIG 2.

Cores aditivas combinadas em partes iguais

Blue + green	=	Cyan
Red + blue	=	Magenta
Green + red	=	Yellow
Red + green + blue	=	White

Cores aditivas combinadas em partes desiguais

1 Green + 2 red	=	Orange
1 Red + 2 green	=	Lime
1 Green + 1 blue + 4 red	=	Brown

Teoria subtractiva da cor

Na teoria subtractiva da cor, as cores primárias são o ciano, o magenta e o amarelo (Figura 2). A mistura subtractiva de cores ocorre quando a luz é reflectida numa superfície ou filtrada através de um objeto translúcido. Por exemplo, uma superfície vermelha aparece vermelha porque absorve toda a luz não vermelha e apenas reflecte ou permite que a luz vermelha seja vista. Quando duas cores primárias subtractivas são misturadas, produzem uma cor que é complementar à primária restante. Por exemplo, a mistura de ciano e magenta resulta em azul, que é complementar ao amarelo (a terceira cor primária subtractiva) .[4]

Combine	**Absorbs**	**Leaves**
Cyan + magenta	**Red + green**	**Blue**
Cyan + yellow	**Red + blue**	**Green**
Magenta + yellow	**Green + blue**	**Red**
Cyan + magenta + yellow	**Red + green + blue**	**Black**

Luz

A luz refere-se à forma de radiação electromagnética que é percetível ao olho humano. Situa-se na gama de 380 a 770 nanómetros do espetro eletromagnético e é normalmente vista como luz branca natural. Esta luz é constituída por várias bandas componentes distribuídas pelo espetro, que geram as sensações de vermelho, laranja, amarelo, verde, azul e violeta[4] . No entanto, os limites entre estas bandas componentes não são definidos com exatidão, o que dá origem a um número infinito de gradações. A cor de um objeto é influenciada pela luz sob a qual é observado. Se a luz incidente não tiver uma gama específica de comprimentos de onda, o objeto não pode refletir esse segmento específico. A reflexão cromática da luz é facilitada por corantes como os pigmentos ou os corantes. Estes corantes possuem uma composição química que absorve seletivamente certas partes do espetro visível mais do que outras. Quando um segmento de luz com um comprimento de onda específico é refletido e entra no olho, gera a sensação de cor .[31]

Perceção da cor

O processo de perceção da cor começa quando a luz entra no olho através da córnea e do cristalino, formando uma imagem na retina. A íris, que se ajusta consoante o nível de iluminação, controla a quantidade de luz que entra no olho dilatando ou contraindo. Os bastonetes e os cones da retina desempenham um papel na adaptação às variações da intensidade luminosa[69] . Na região que circunda a fóvea central, existe uma combinação de sensores responsáveis pela deteção de diferenças na discriminação de cores entre indivíduos com visão cromática normal. A precisão da perceção das cores é influenciada pela área específica da retina que é estimulada pela luz. Em condições de iluminação elevada, a pupila estreita-se, enquanto que em condições de luz fraca, a pupila alarga-se, activando sensores que podem ser menos precisos. A intensidade da luz, como regulador do diâmetro da pupila, é um fator crucial na perceção da cor e na correspondência de tonalidades. Há três aspectos importantes que afectam a correspondência de cores: contraste sucessivo, contraste simultâneo e constância da cor. O contraste sucessivo refere-se ao efeito negativo experimentado após olhar para um objeto colorido. O contraste simultâneo é uma alteração imediata da sensibilidade cromática, que resulta numa alteração da aparência devido às cores circundantes. A constância da cor ocorre porque percebemos certos objectos como tendo cores consistentes, mesmo quando as condições de luz variam. As respostas neurais desempenham um papel importante na visão cromática, e a exposição prolongada a uma única cor pode levar à fadiga cromática e a uma diminuição da resposta do olho. Factores como o envelhecimento, as doenças crónicas, o glaucoma e a utilização de medicamentos como contraceptivos orais, ibuprofeno, antiepilépticos, aspirina e antibióticos, bem como a lidocaína, podem afetar a nossa capacidade de perceção das cores e a acuidade visual .[6]

EFEITO DO MEIO ENVOLVENTE

A perceção da cor pode ser influenciada pelo reflexo ou interferência das cores circundantes. É importante neutralizar os efeitos do vestuário e da maquilhagem, especialmente do batom, para garantir uma avaliação precisa da cor. Recomenda-se olhar para um dente durante menos de 5 segundos, uma vez que os nossos olhos se podem habituar às cores vermelha e amarela.

Para minimizar a ocorrência de imagens posteriores ao olhar continuamente para um objeto de uma única cor, é útil olhar para um objeto azul entre a avaliação de separadores de tonalidades diferentes. No entanto, a utilização de fundos azuis deve ser evitada, uma vez que também pode causar imagens posteriores e potencialmente enviesar a perceção para a cor complementar "laranja .[4]

Para proporcionar descanso aos olhos e reduzir o brilho da cor de fundo, pode ser utilizado um fundo cinzento neutro, como o Escudo Pensler (Kulzer). Este escudo foi especificamente concebido para eliminar o brilho da cor de fundo e proporcionar um ponto de referência neutro .[6]

Qualidade da luz

A qualidade da luz é crucial para determinar a cor dos dentes. A luz natural é a fonte de luz ideal, especialmente ao meio-dia, uma vez que permite uma comparação exacta da cor. A cor da luz solar é influenciada pela hora do dia, mês e condições climatéricas. As alterações na fonte de luz conduzem a variações na luz reflectida, resultando em diferenças de cor perceptíveis. A iluminação artificial é utilizada para a comparação de cores quando as condições ideais não estão disponíveis[72] . Uma fonte de luz ideal para a correspondência de cores aproxima-se da luz natural padrão. A temperatura da cor, as curvas de reflectância espetral e o Índice de Reprodução de Cor (CRI) são utilizados para medir a capacidade de reproduzir a luz natural padrão (recomenda-se um CRI superior a 90 para a correspondência de cores) .[4]

As lâmpadas das unidades dentárias emitem normalmente uma luz elevada no espetro vermelho-amarelo e baixa na extremidade azul (lâmpadas incandescentes). As lâmpadas fluorescentes brancas frias normais têm uma saída mais elevada no espetro verde-amarelo. Estão disponíveis lâmpadas fluorescentes com correção de cor para reproduzir as cores com maior precisão. Os díodos emissores de luz (LED) de espetro total estão a substituir as lâmpadas incandescentes, oferecendo melhores capacidades de correspondência de tonalidades. As fontes de correção de luz, como os LED, proporcionam melhores resultados de correspondência de tonalidades em comparação com a luz natural. O Optilume Trueshade é um novo dispositivo que elimina a variabilidade de diferentes fontes de luz. Utiliza LEDs de espetro total para criar um espetro de cores semelhante à luz do meio-dia. As lentes de difusão sobre os LEDs misturam as três cores (RGB) emitidas pelos díodos individuais, criando uma luz do dia óptima e difusa. Com os LEDs colocados num ângulo de 45 graus para minimizar a reflexão espetral e o brilho, os médicos podem avaliar com precisão a verdadeira cor. Uma caraterística única do Optilume Trueshade é a capacidade de reduzir a intensidade da luz, mantendo a temperatura da cor. A luz de menor intensidade melhora a perceção dos detalhes da superfície, como a topografia, as cristas e as estrias do esmalte .[1]

Três dimensões da cor

A cor é normalmente descrita utilizando o espaço de cor Munsell, que envolve três dimensões: matiz, valor e croma.

Matiz

A tonalidade refere-se ao atributo da cor que nos permite distinguir entre diferentes famílias de cores. Representa a gama dominante de comprimentos de onda no espetro visível que dá origem à cor percebida, mesmo que o comprimento de onda exato não esteja presente. No sistema Munsell, a tonalidade é indicada por letras como A, B, C ou D em guias de tonalidade como o guia de tonalidade Vita Classic .[73]

Valor

O valor indica a claridade ou escuridão de uma cor. Representa a perceção de quão clara ou escura uma cor parece, variando de muito clara a muito escura. No sistema Munsell, o valor é determinado primeiro ao avaliar a cor .[71]

Croma

O croma refere-se ao grau de saturação ou intensidade da cor. Representa a pureza ou vivacidade de uma cor, variando de baça ou dessaturada a altamente saturada. O croma é determinado depois de o valor ter sido estabelecido no sistema Munsell .[74]

Translucidez

A translucidez refere-se aos diferentes graus de transparência e opacidade dos dentes humanos. O aumento da translucidez numa coroa dentária reduz o seu valor, uma vez que menos luz é reflectida. A translucidez do esmalte é influenciada por factores como o ângulo de incidência, a textura da superfície, o brilho, o comprimento de onda e o nível de desidratação .[70]

Fluorescência

A fluorescência ocorre quando um material absorve luz e a emite num comprimento de onda maior. Nos dentes naturais, a fluorescência ocorre principalmente na dentina devido ao seu maior conteúdo orgânico. A dentina absorve a luz ambiente próxima dos raios UV e emite luz, principalmente no espetro azul. O aumento da fluorescência da dentina resulta num croma mais baixo. Os pós fluorescentes são utilizados nas coroas para melhorar a reflexão da luz, bloquear as descolorações e reduzir o croma, o que é especialmente benéfico para as cores de alto valor sem comprometer a translucidez .[70]

Opalescência

A opalescência é quando um material aparece com uma cor quando refletido e outra quando transmitido. As opalas naturais actuam como prismas, refractando a luz em diferentes comprimentos de onda. O esmalte, com os seus cristais de hidroxiapatite, também actua como um prisma. A opalescência cria uma aparência azulada no esmalte, aumentando o brilho, a profundidade ótica e a vitalidade .[4]

Metamerismo

refere-se a duas cores que parecem combinar sob uma condição de iluminação, mas que têm reflectância espetral diferente. Para evitar o metamerismo, a seleção da tonalidade deve ser confirmada em diferentes condições de iluminação, como a luz natural do dia e a luz fluorescente. Isto assegura uma perceção consistente da cor .[4]

Factores relacionados com os doentes

2. 1. Idade:

A idade desempenha um papel importante na seleção da cor, uma vez que a cor dos dentes tende a mudar com a idade. Os indivíduos mais jovens têm geralmente tons de dentes mais claros e brilhantes, enquanto que os indivíduos mais velhos podem apresentar descoloração ou escurecimento dos dentes devido a factores como o desgaste do esmalte, a exposição da dentina ou a acumulação de manchas ao longo do tempo .[70]

2. 1. Género:

O género também pode influenciar a seleção da cor. Estudos demonstraram que as mulheres tendem a preferir tons de dentes ligeiramente mais brilhantes do que os homens. Esta preferência pode ser influenciada por normas sociais, factores culturais e preferências estéticas pessoais .[70]

2. 1. 3 Etnia:

A etnia é uma consideração importante na seleção da cor, uma vez que a cor dos dentes pode variar entre diferentes grupos étnicos. Os indivíduos de diferentes origens raciais e étnicas podem ter caraterísticas específicas de cor dos dentes, tais como variações de croma, matiz ou translucidez. Os dentistas devem considerar estas variações para obter resultados estéticos óptimos que sejam harmoniosos com a etnia do doente .[70]

2. 2 Factores relacionados com os dentes

2. 2. 1Cor natural dos dentes:

A cor natural dos dentes existentes do paciente é um fator crucial na seleção da cor. Os dentistas avaliam a cor de base do dente para determinar o resultado pretendido e selecionam materiais de restauração que correspondam ou melhorem a cor natural do dente. Factores como a espessura do esmalte, a cor da dentina e a translucidez do dente afectam a cor geral do dente .[75]

2. 2. 2 Estrutura e anatomia dos dentes:

A estrutura e a anatomia do dente, incluindo a sua forma, tamanho e posição, podem influenciar a seleção da cor. Por exemplo, um dente com desgaste significativo do esmalte pode exigir uma abordagem diferente para a combinação de cores em comparação com um dente com esmalte intacto. Além disso, a posição do dente dentro da arcada, os dentes vizinhos e a quantidade de exposição à luz que recebe podem afetar a cor percebida .[75]

2. 2. 3 Posição dos dentes:

A posição do dente na cavidade oral pode afetar a seleção da cor. Os dentes da região anterior, que são mais visíveis durante o sorriso e a fala, recebem muitas vezes maior atenção na seleção da cor do que os dentes posteriores. Os dentes anteriores são mais críticos na obtenção de uma estética óptima, e factores como a textura da superfície, a translucidez e a reflexão da luz têm de ser cuidadosamente considerados .[75]

2. 3 Factores ambientais

2.3. 1 Condições de iluminação:

As condições de iluminação no consultório dentário e o ambiente do doente podem influenciar significativamente a perceção da cor. Diferentes fontes de iluminação, como a luz natural do dia, luz fluorescente ou luz LED, podem alterar a aparência da cor do dente. Os dentistas utilizam frequentemente sistemas de iluminação padronizados com correção de cor para garantir uma correspondência de cor precisa .[76]

2. 3. 2 Cor de fundo:

O fundo contra o qual o dente é avaliado pode ter impacto na seleção da cor. A cor dos dentes adjacentes, os tecidos gengivais e a cor dos lábios do paciente podem criar contrastes visuais e afetar a forma como a cor do dente é percebida. Os dentistas devem considerar a cor de fundo ao selecionar os materiais de restauração para obter uma aparência natural e harmoniosa .[4]

Técnicas de combinação de sombras

As técnicas de correspondência de cores são utilizadas em medicina dentária e noutros campos para fazer corresponder com precisão a cor das restaurações dentárias, tais como coroas ou facetas, aos dentes naturais. São utilizados vários métodos para o conseguir, incluindo avaliação visual, análise instrumental e tecnologias digitais .[4]

3.1 Avaliação visual:

A avaliação visual envolve a perceção visual e a comparação da cor do dente e da cor das restaurações dentárias. Esta técnica baseia-se no julgamento subjetivo do profissional de medicina dentária.

3.1. 1 Guias de sombra:

As guias de cor são ferramentas físicas que consistem numa série de separadores ou blocos com diferentes tonalidades de cores de dentes. Estas guias são feitas de cerâmica ou materiais compósitos e são utilizadas como referência para corresponder à cor dos dentes naturais. Os dentistas comparam a cor do dente do paciente com os separadores da guia de cores para selecionar a cor mais adequada para a restauração.

I. Guias de sombra convencionais:

A. Guia de Sombreamento Vita Classical: O Vita Classical Shade Guide (figura 3) é um sistema de guia de tonalidade amplamente reconhecido e comummente utilizado. Consiste em quatro grupos (A-D), cada um contendo várias cores. Os dentistas fazem corresponder visualmente a cor do dente do doente ao separador de cor mais próximo no guia. Este guia de cores é conhecido pela sua simplicidade e familiaridade entre os profissionais de medicina dentária. Oferece uma vasta gama de cores para acomodar várias cores de dentes e é frequentemente utilizada como base para a correspondência de cores .[70]

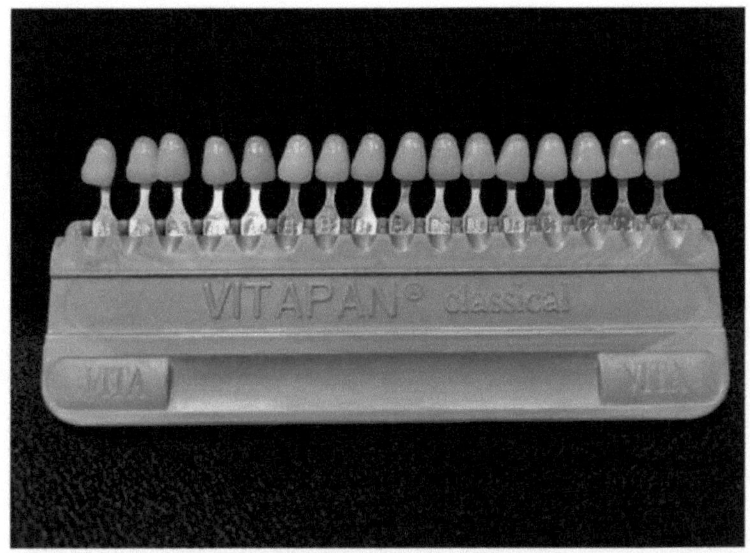

Fig. 3. Guia de sombreamento Vita Classical.

B. Guia de cores Vitapan 3D Master: O guia de cores Vitapan 3D Master (figura 4) oferece uma vasta gama de cores, meticulosamente concebidas para reproduzir as complexas variações encontradas nos dentes naturais[69] . É composto por 26 tons, desde o mais claro ao mais escuro, permitindo uma correspondência de cores precisa. Cada tonalidade é cuidadosamente formulada para representar diferentes nuances de matiz, valor (claridade/escuridão) e croma (intensidade/saturação). O guia fornece aos dentistas uma disposição sistemática das cores, permitindo-lhes avaliar e selecionar a cor mais adequada que se aproxima da cor natural do dente do paciente. Esta abordagem abrangente assegura que as restaurações e os tratamentos cosméticos em medicina dentária estética resultam em sorrisos realistas e de aspeto natural .[71]

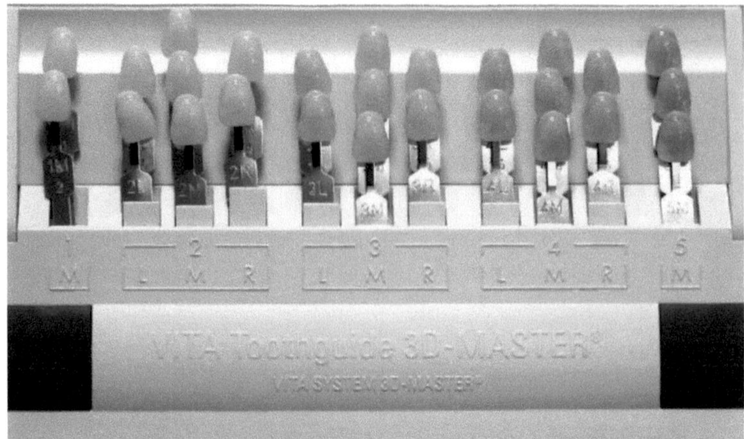

Fig. 4. Guia de cor VITA Toothguide 3D-MASTER ®.

C. Guia de sombra Chromascop: O guia de cores Chromascop (figura 5) é outro sistema popular de guia de cores convencional. Consiste em vários separadores com tonalidades organizadas em quatro famílias cromáticas (castanho avermelhado, amarelo avermelhado, cinzento e cinzento avermelhado). Os dentistas comparam a cor do dente do paciente com as guias para determinar a correspondência mais próxima. Este guia de cores oferece uma gama mais alargada de tons e permite avaliar aspectos como a tonalidade, o croma e o valor, proporcionando uma avaliação mais abrangente da cor dos dentes .[4]

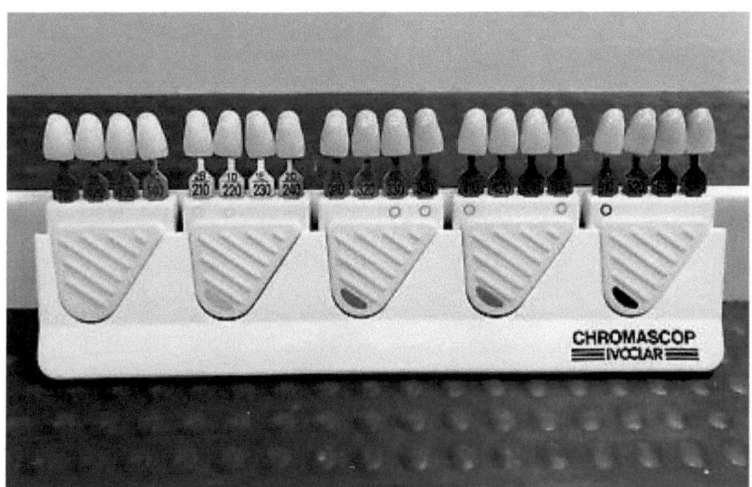

Fig. 5 Para o registo da cor, foram utilizados os tons do Guia Universal de Cores Ivoclar® Chromascop - Vivadent USA. Ele compreende 5 categorias de cores: 1(01, 1A, 2A, 1C), 2 (2B, 1D, 2C, 3A), 3 (3A, 5B, 2E, 3E), 4(4A, 6B, 4B, 6C) e 5 (ou 6D, 4C, 3C, 4D).

II. Guias de sombra digitais:

A. Guias de cor espectrofotométricas: As guias de cor espectrofotométricas (figura 6) utilizam tecnologia avançada para determinar objetivamente as cores dos dentes. Estas guias consistem normalmente num dispositivo portátil que analisa o dente e fornece uma análise digital da cor. O dispositivo capta as informações de cor do dente, incluindo matiz, croma e valor, e transmite-as a um software para análise. As guias de cor espectrofotométricas oferecem capacidades de correspondência de cor precisas, eliminando o julgamento visual subjetivo. Além disso, muitas vezes têm a capacidade de armazenar dados do paciente, permitindo um acompanhamento e comparação mais fáceis ao longo do tempo .[69]

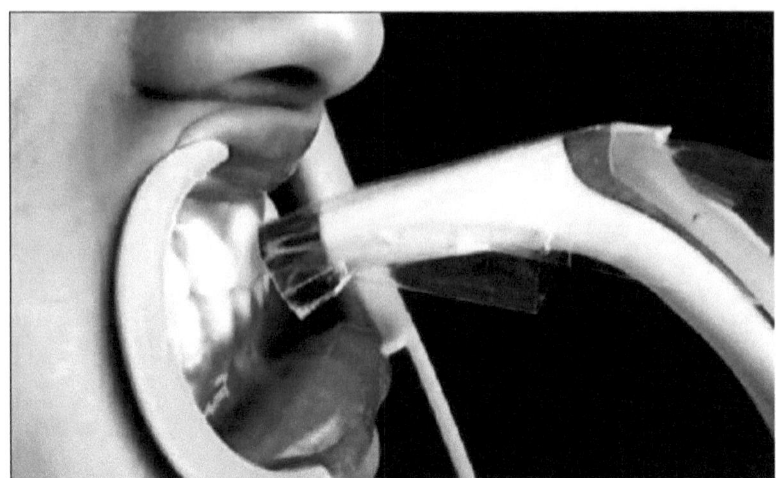

Fig. 6. Seleção da sombra com um espetrofotómetro VITA Easyshade

B. Aplicações de guias de sombra: As aplicações de guias de cor são aplicações para smartphone ou tablet (figura 7) concebidas para a seleção da cor. Estas aplicações utilizam a câmara do dispositivo para captar uma imagem do dente e fornecer recomendações de cor. Os dentistas comparam a imagem capturada com as cores disponíveis na base de dados da aplicação para determinar a cor mais próxima. As aplicações de guias de cores são portáteis e práticas, e oferecem funcionalidades adicionais, como o acompanhamento da cor e registos do paciente. Proporcionam uma abordagem moderna e acessível à correspondência de cores, especialmente para os dentistas que preferem ferramentas digitais.

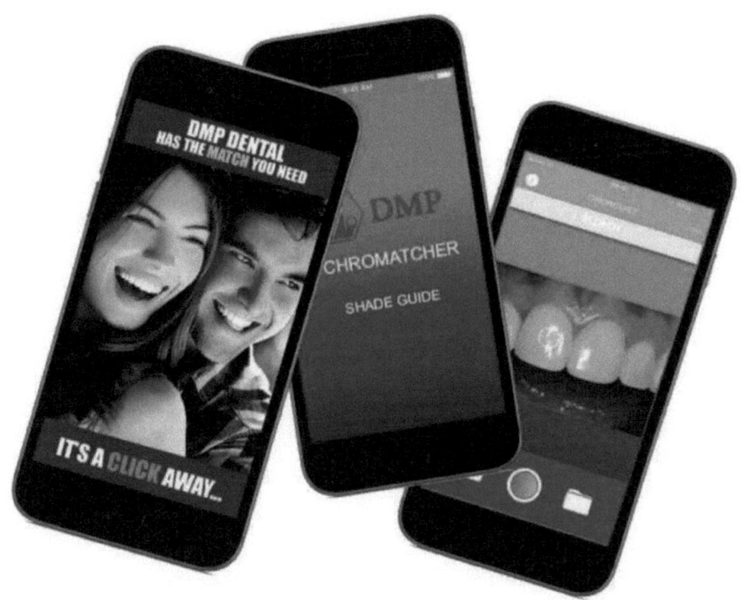

Fig. 7. **Aplicações de guia de sombra**

III. Guias de sombra especializados:

A. Guias de cores de branqueamento: Os guias de cores de branqueamento foram especificamente concebidos para ajudar a selecionar a cor adequada para os dentes que foram branqueados. Estas guias apresentam tonalidades que têm em conta a coloração dos dentes após o branqueamento. Os dentistas utilizam estes guias para fazer corresponder a cor dos dentes branqueados com o separador de cores mais adequado. As guias de cores de branqueamento asseguram uma correspondência correta entre a cor dos dentes branqueados e quaisquer restaurações ou substituições protéticas, resultando numa aparência natural e harmoniosa.

B. Guias de cores fluorescentes: As guias de cores fluorescentes incorporam as propriedades de fluorescência na correspondência de cores. Os dentes apresentam fluorescência em diferentes condições de iluminação e estes guias têm em conta esse fenómeno. Os dentistas avaliam a cor sob várias fontes de luz para garantir uma representação precisa da cor, uma vez que a fluorescência pode afetar a perceção da cor do dente. As guias de cor fluorescente proporcionam uma estética melhorada ao considerar o aspeto da fluorescência, resultando em restaurações que parecem naturais em diferentes ambientes de iluminação.

Em conclusão, a seleção da cor adequada do dente é crucial para alcançar uma estética óptima na medicina dentária estética. As guias de cor convencionais oferecem simplicidade e versatilidade, enquanto as guias de cor digitais oferecem maior precisão e portabilidade. As guias de cor especializadas respondem a necessidades específicas, como a correspondência de cor pós-branqueamento e a contabilização da fluorescência dentária. Os dentistas devem considerar as vantagens e aplicações de cada tipo de guia de cor para obter resultados estéticos precisos e agradáveis.

3.1. 2 Perceção das cores

Desempenha um papel crucial na correspondência visual da cor. Os profissionais de medicina dentária precisam de ter uma boa compreensão da teoria da cor, incluindo conceitos como matiz, valor e croma. Os factores que podem influenciar a perceção da cor incluem as condições de iluminação, a idade do doente e a presença de quaisquer condições ou restaurações dentárias subjacentes.

3.2 Análise Instrumental

A análise instrumental envolve a utilização de dispositivos especializados para medir e analisar objetivamente a cor dos dentes e das restaurações dentárias. Esta técnica fornece resultados mais exactos e consistentes em comparação com a avaliação visual .[22]

3. 2. 1 Espectrofotometria

A espetrofotometria é uma técnica utilizada em medicina dentária estética para medir e analisar a cor dos dentes. Desempenha um papel crucial na obtenção de restaurações dentárias desejáveis e de aspeto natural, tais como coroas, facetas e obturações em compósito. Ao determinar com precisão a cor dos dentes naturais do paciente, a espetrofotometria ajuda os profissionais de medicina dentária a selecionar a cor mais adequada para a restauração, conduzindo a resultados estéticos óptimos .[31]

- **Princípio da espetrofotometria:** A espetrofotometria envolve a medição da absorção e reflexão da luz por uma substância. Em medicina dentária, um espetrofotómetro é utilizado para analisar a interação entre a luz e a superfície do dente. O dispositivo emite luz de vários comprimentos de onda sobre o dente e, ao medir a luz reflectida ou transmitida, determina as caraterísticas específicas da cor do dente.
- **Correspondência de cores:** Conseguir uma cor natural e harmoniosa dos dentes é essencial na medicina dentária estética. A espetrofotometria permite uma correspondência precisa da cor, avaliando a tonalidade do dente em termos de matiz (cor), valor (luminosidade) e croma (saturação). Os profissionais de medicina dentária podem comparar a cor do dente do paciente com um guia de cores e selecionar a cor adequada para os materiais de restauração.
- **Medições objectivas:** A espetrofotometria fornece medições objectivas e quantitativas da cor dos dentes, eliminando a subjetividade associada apenas à avaliação visual. Ao utilizar valores numéricos e sistemas de espaço de cor como o CIELAB ou o CIEDE2000, os dentistas podem comunicar e reproduzir com precisão a cor pretendida para as restaurações.
- **Seleção da cor:** Ao criar restaurações dentárias, como coroas ou facetas, a seleção da cor correta é crucial para obter um resultado de aspeto natural. A espetrofotometria permite que o dentista determine a cor exacta dos dentes adjacentes do paciente e a combine com precisão. Isto assegura que a restauração se mistura na perfeição com a

dentição natural circundante.

- **Avaliação de restaurações:** A espetrofotometria também é útil para avaliar a estabilidade da cor e o desempenho a longo prazo das restaurações dentárias. Ao medir periodicamente a cor das restaurações ao longo do tempo, os dentistas podem detetar quaisquer alterações ou discrepâncias de cor e tomar as medidas adequadas para manter ou restaurar o aspeto estético desejado.
- **Integração na medicina dentária digital:** A espetrofotometria é frequentemente integrada em fluxos de trabalho de medicina dentária digital, permitindo medições de cor mais eficientes e precisas. Os espectrofotómetros digitais podem ligar-se a sistemas de desenho assistido por computador e fabrico assistido por computador (CAD/CAM), permitindo a transferência direta de dados de cor para o fabrico de restaurações personalizadas.

Um guia passo a passo para a utilização de um espetrofotómetro dentário em medicina dentária estética

O aparelho utilizado na espetrofotometria para a medicina dentária estética chama-se espetrofotómetro dentário ou colorímetro dentário. É um instrumento eletrónico portátil especificamente concebido para medir e analisar a cor dos dentes[62] . Aqui está um guia passo a passo para utilizar um espetrofotómetro dentário.

- **Descrição geral do dispositivo:** Os espectrofotómetros dentários consistem numa unidade portátil com uma sonda ou ponta emissora de luz. A ponta contém um conjunto de díodos emissores de luz (LEDs) que emitem luz de diferentes comprimentos de onda para a superfície do dente. O dispositivo também tem um sensor que mede a luz reflectida ou transmitida e a converte em dados de cor .[78]

- **Calibração:** Antes de utilizar o espetrofotómetro, é essencial calibrar o dispositivo. A calibração garante a exatidão e a consistência das medições de cor. O dispositivo é normalmente fornecido com uma ferramenta de calibração ou um disco de referência que é utilizado para estabelecer uma linha de base para a medição da cor.

- **Preparação:** O dente a ser medido deve estar limpo e livre de quaisquer detritos, placa bacteriana ou manchas superficiais. O dentista pode utilizar um spray de ar e água ou um procedimento de polimento suave para preparar a superfície do dente para uma medição exacta da cor.

- **Posicionamento:** O dentista posiciona a sonda do espetrofotómetro contra a superfície do dente para captar os dados de cor. A sonda é colocada perpendicularmente ao dente, assegurando um contacto consistente e minimizando a influência da luz ambiente.

- **Medição:** O dentista ativa o espetrofotómetro e o dispositivo emite luz sobre a superfície do dente. A sonda mede a intensidade da luz reflectida ou transmitida pelo dente e regista os dados de cor correspondentes.

- **Análise de dados:** O espetrofotómetro processa os dados de cor recolhidos e fornece informações sobre a tonalidade, o valor e o croma do dente. Estes dados podem ser apresentados no ecrã do aparelho ou transferidos para um computador ou software digital para análise posterior e comparação com guias de cores ou bases de dados digitais.

- **Seleção da cor:** Com base nos dados de cor obtidos a partir do espetrofotómetro, o dentista pode selecionar a cor mais adequada para a restauração dentária. Pode comparar a cor do dente medida com guias de cores, como o Vita Classical Shade Guide ou bibliotecas de cores digitais, para determinar a correspondência mais próxima.

- **Manutenção de registos:** A espetrofotometria permite aos dentistas armazenar e documentar medições de cor para referência futura. O dispositivo pode ter uma função de memória ou a capacidade de se ligar a software ou a registos electrónicos de pacientes, permitindo o armazenamento e a recuperação de dados de cor para uma reprodução precisa da cor durante visitas subsequentes ou para monitorizar alterações ao longo do tempo.

É importante notar que as instruções específicas podem variar consoante o fabricante e o modelo do espetrofotómetro. Por conseguinte, recomenda-se que se siga o manual do utilizador fornecido pelo fabricante para obter instruções pormenorizadas sobre como utilizar o dispositivo específico que está a ser utilizado.

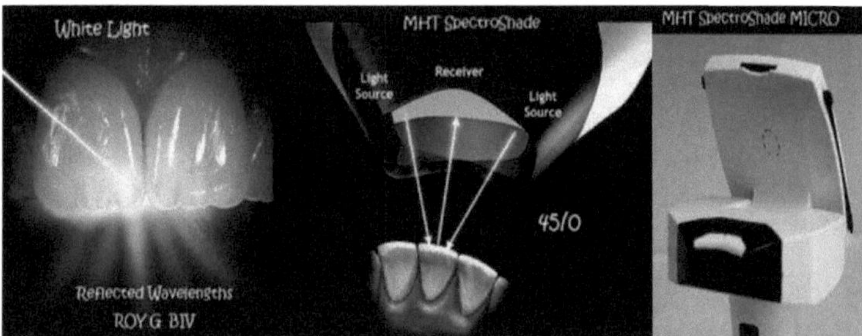

Fig. 8: Princípio do espetrofotómetro

Tipos de espetrofotómetro utilizados em medicina dentária

A espetrofotometria é uma técnica normalmente utilizada em medicina dentária para avaliar a cor e a tonalidade dos dentes para vários procedimentos dentários. Existem vários tipos de espectrofotómetros utilizados em medicina dentária, incluindo:

- **Espectrofotómetro de Reflectância:** Este tipo de espetrofotómetro mede a quantidade de luz reflectida pela superfície do dente. Fornece informações sobre a cor e a tonalidade do dente, analisando a luz reflectida numa vasta gama de comprimentos de onda.
- **Espectrofotómetro de transmitância:** Este espetrofotómetro mede a quantidade de luz que passa através de uma amostra de dente. É útil para avaliar a cor de materiais translúcidos, tais como restaurações de porcelana ou cerâmica dentária.
- **Dispositivo Digital de Correspondência de Cores:** Embora não sejam um espetrofotómetro tradicional, os dispositivos digitais de correspondência de cores são amplamente utilizados em medicina dentária. Estes dispositivos portáteis captam imagens digitais de um dente ou restauração e analisam a informação de cor utilizando algoritmos sofisticados. Proporcionam uma correspondência de cores precisa para as restaurações dentárias.

- **Espectrofotómetro intra-oral:** Este tipo de espetrofotómetro foi concebido para ser utilizado diretamente no interior da boca do doente. Mede a cor e a tonalidade dos dentes em tempo real, permitindo aos dentistas avaliar e combinar as tonalidades com precisão durante os procedimentos de restauração.

- **Espectrofotómetro de laboratório:** Os laboratórios de prótese dentária empregam frequentemente espectrofotómetros especializados para análise de tonalidades e correspondência de cores. Estes dispositivos são normalmente mais avançados e fornecem medições precisas necessárias para o fabrico de restaurações dentárias como coroas, pontes e facetas.

A escolha do espetrofotómetro depende da aplicação específica e dos requisitos do procedimento dentário. Os dentistas e técnicos de prótese dentária utilizam frequentemente uma combinação destes instrumentos para obter resultados precisos e esteticamente agradáveis.

Os espectrofotómetros são amplamente utilizados em medicina dentária para a correspondência de cores e seleção de tonalidades de materiais de restauração dentária, tais como compósitos e cerâmicas dentárias. Fornecem medições objectivas da cor, permitindo aos dentistas e técnicos de prótese dentária obter resultados precisos e estéticos[78]. No entanto, como qualquer tecnologia, os espectrofotómetros têm vantagens e desvantagens. Eis algumas delas:

Vantagens dos espectrofotómetros em medicina dentária:

- **Medição exacta da cor:** Os espectrofotómetros fornecem medições de cor precisas e objectivas, assegurando uma correspondência de cores consistente e exacta. Isto ajuda a obter melhores resultados estéticos para as restaurações dentárias.[77]
- **Eliminação de preconceitos humanos:** A perceção humana da cor pode ser subjectiva e influenciada por vários factores, como as condições de iluminação, a fadiga e a interpretação pessoal. Os espectrofotómetros eliminam os preconceitos humanos, conduzindo a avaliações de cor mais fiáveis e consistentes.
- **Eficiência de tempo:** Os espectrofotómetros oferecem uma medição rápida da cor, permitindo aos dentistas e técnicos de prótese dentária poupar tempo durante os procedimentos de seleção da cor. Este facto pode melhorar a eficiência do fluxo de trabalho nos consultórios e laboratórios dentários.[77]
- **Capacidades de correspondência de cores:** Os espectrofotómetros podem fazer corresponder a cor dos materiais de restauração dentária aos dentes naturais ou a restaurações existentes. Fornecem uma vasta gama de dados de cor e guias de cor para ajudar a obter resultados harmoniosos e de aspeto natural.
- **Documentação digital:** Os espectrofotómetros são frequentemente fornecidos com

software que permite a documentação digital e o arquivo das medições de cor. Isto pode ser útil para a manutenção de registos, controlo de qualidade e referência futura .[77]

Desvantagens dos espectrofotómetros em medicina dentária:

- **Custo:** Os espectrofotómetros de alta qualidade podem ser dispendiosos, especialmente para os consultórios ou laboratórios dentários mais pequenos. O investimento inicial e os custos de manutenção contínua podem constituir um desafio para alguns profissionais de medicina dentária.
- **Curva de aprendizagem:** Os espectrofotómetros requerem formação adequada e proficiência para obter resultados precisos e consistentes. Os dentistas e os técnicos de prótese dentária têm de ter formação adequada para utilizar o dispositivo e interpretar os dados de cor que este fornece.
- **Utilização limitada para determinados materiais:** Os espectrofotómetros podem não ser adequados para todos os materiais dentários. Alguns materiais, tais como cerâmicas translúcidas ou materiais com efeitos ópticos, podem não ser medidos com precisão utilizando espectrofotómetros padrão. Nestes casos, poderão ser necessários métodos alternativos.
- **Factores ambientais:** As medições do espetrofotómetro podem ser afectadas por factores ambientais, como as condições de iluminação e os reflexos na superfície. É necessário um controlo adequado destes factores para obter leituras de cor precisas.
- **Factores do doente:** Os factores relacionados com o doente, tais como a desidratação do dente, a coloração e as variações na estrutura do dente, podem influenciar a precisão das medições do espetrofotómetro. Poderão ser necessárias técnicas ou ajustes adicionais para compensar estes factores.

É importante notar que, embora os espectrofotómetros ofereçam vantagens significativas na correspondência de cores e na seleção de tonalidades, devem ser utilizados como uma ferramenta em combinação com o julgamento profissional e a experiência do dentista ou do técnico de prótese dentária para obter resultados óptimos.

3. 2. 2 Colorimetria

A colorimetria é outra técnica de análise instrumental utilizada na correspondência de cores. Envolve a medição da cor de um objeto utilizando colorímetros. Desempenha um papel crucial na dentisteria de restauração, na dentisteria cosmética e na prótese dentária. Ao avaliar com precisão a cor dos dentes, os dentistas podem determinar a cor das restaurações dentárias, tais como coroas ou facetas, para obter um resultado natural e estético[39] . A colorimetria envolve a utilização de dispositivos específicos e protocolos padronizados para obter medições de cor consistentes e fiáveis.

Princípio da colorimetria em medicina dentária:

O princípio da colorimetria baseia-se na perceção da cor pelo olho humano e na medição de vários atributos da cor, como a tonalidade, o valor e o croma. A cor de um objeto, como um dente, é determinada pelos comprimentos de onda da luz que reflecte e absorve. Os dispositivos colorimétricos utilizam sensores para quantificar a luz reflectida e fornecer medições objectivas da cor do dente.

Tipos de dispositivos colorimétricos:

Espectrofotómetros: Estes dispositivos são normalmente utilizados em medicina dentária para a correspondência de cores. Os espectrofotómetros medem todo o espetro de luz visível refletido por um objeto e fornecem informações detalhadas sobre a cor, incluindo a intensidade de vários comprimentos de onda. São altamente exactos e podem determinar a cor de um dente com precisão.

Colorímetros: Os colorímetros são dispositivos mais simples que medem a cor de um objeto com base na intensidade de três cores primárias: vermelho, verde e azul (RGB). Estes dispositivos fornecem uma leitura da cor em termos de valores numéricos para cada cor primária. Embora não sejam tão precisos como os espectrofotómetros, os colorímetros são mais acessíveis e continuam a oferecer medições de cor fiáveis .[79]

Guia passo-a-passo para Colorimetria em Odontologia:

- **Preparação:** Assegurar condições de iluminação adequadas no consultório dentário. A luz natural do dia ou sistemas de iluminação especialmente calibrados são preferíveis para obter avaliações de cor consistentes e exactas.
- **Seleção da guia de cores:** Escolha uma guia de cores que corresponda exatamente à cor natural dos dentes do doente. As guias de cor são normalmente compostas por uma gama de separadores com diferentes tonalidades e translucidez. A seleção da guia de cores adequada ajuda a comparar e a fazer corresponder a cor do dente com precisão.
- **Isolamento:** Isolar o dente a ser avaliado dos dentes e tecidos vizinhos utilizando um dique dentário ou afastadores de bochecha. Este passo ajuda a evitar a contaminação da cor das estruturas adjacentes e proporciona uma visão clara do dente.
- **Controlo da humidade:** Assegurar uma superfície dentária seca para a medição da cor. A saliva ou a humidade no dente podem afetar o aspeto da cor. Isolar e secar o dente utilizando seringas de ar ou materiais absorventes.
- **Medição da cor:** Colocar o dispositivo colorimétrico, como um espetrofotómetro ou colorímetro, contra a superfície do dente. Siga as instruções do fabricante para medições específicas do dispositivo. O aparelho regista e apresenta a informação da cor do dente, incluindo a tonalidade, o valor e o croma.
- **Verificação da cor:** Comparar a cor do dente medida com a escala de cores para identificar a correspondência mais próxima. Avaliar a cor sob diferentes condições de iluminação, incluindo luz natural e iluminação artificial de um consultório dentário, para garantir a consistência.

Vantagens da colorimetria em medicina dentária:

- **Medição objetiva**: A colorimetria fornece medições objectivas da cor dos dentes, reduzindo a subjetividade e assegurando uma correspondência de cores precisa para as restaurações dentárias.
- **Estética melhorada:** A avaliação precisa da cor permite aos dentistas criar restaurações que se assemelham aos dentes naturais, resultando em melhores resultados estéticos para os pacientes.
- **Padronização:** A colorimetria baseia-se em guias e protocolos de cor padronizados, permitindo medições de cor consistentes em diferentes dentistas e laboratórios dentários.
- **Poupança de tempo:** Com a colorimetria, os dentistas podem fazer corresponder eficazmente a cor das restaurações dentárias, reduzindo a necessidade de várias tentativas e ajustes.

Desvantagens da colorimetria em medicina dentária:

- **Custo:** Os dispositivos colorimétricos de alta qualidade, como os espectrofotómetros, podem ser caros, o que os torna um investimento significativo para os consultórios dentários.
- **Curva de aprendizagem:** A utilização correta dos dispositivos colorimétricos e a interpretação dos resultados requerem formação e experiência. Os dentistas e o pessoal dentário podem ter de investir tempo na aprendizagem das técnicas e no domínio da avaliação da cor.
- **Variações de iluminação:** Diferentes condições de iluminação podem afetar a perceção da cor. Embora sejam feitos esforços para normalizar a iluminação nos consultórios dentários, as variações na iluminação podem ainda influenciar as medições de cor e a correspondência de tonalidades.
- **Factores do paciente:** Factores como a idade, a estrutura dentária e as restaurações

dentárias existentes podem influenciar a cor dos dentes. A colorimetria pode nem sempre captar estas subtilezas com precisão, levando a ligeiras discrepâncias na correspondência de cores.

É importante notar que, embora a colorimetria forneça medições objectivas valiosas, o resultado estético final das restaurações dentárias também depende do julgamento artístico do dentista e da sua competência no fabrico e colocação das restaurações.

3.3 Tecnologias digitais

As tecnologias digitais revolucionaram a correspondência de cores em medicina dentária, oferecendo ferramentas e sistemas avançados para melhorar a precisão e a eficiência. Os dispositivos digitais de correspondência de cores são ferramentas inovadoras utilizadas na medicina dentária estética para determinar com precisão a cor dos dentes naturais ou das restaurações dentárias. Estes dispositivos utilizam tecnologia avançada para fornecer medições de cor precisas, melhorando o resultado geral dos procedimentos de restauração.

3.3. 1 Dispositivos digitais de correspondência de sombras

Os dispositivos digitais de correspondência de cor utilizam tecnologia avançada, como a espetrofotometria ou a colorimetria, para captar imagens digitais do dente e da restauração. Estas imagens são depois analisadas utilizando algoritmos de software para determinar a correspondência de cor mais próxima[48] . Alguns dispositivos também incorporam inteligência artificial para aumentar a precisão da seleção da cor.

- **Espectrofotómetros:** Os espectrofotómetros são dispositivos de correspondência de cor altamente precisos e amplamente utilizados. Utilizam a espetrofotometria, que envolve a medição da reflexão e transmissão da luz em vários comprimentos de onda para captar a informação sobre a cor de um dente. Estes dispositivos podem analisar tanto o espetro visível como o ultravioleta, fornecendo dados de cor abrangentes para uma correspondência de cor precisa.

- **Colorímetros:** Os colorímetros são dispositivos compactos e portáteis utilizados para a correspondência de cores. Medem a intensidade da luz reflectida por um dente em comprimentos de onda específicos e comparam-na com um espaço de cor padronizado. Os colorímetros utilizam frequentemente um sistema de cor tristimulus, que quantifica a informação de cor com base em três cores primárias (vermelho, verde e azul). Embora menos precisos do que os espectrofotómetros, os colorímetros ainda são capazes de fornecer resultados fiáveis de correspondência de cores.
- **Câmaras digitais:** As câmaras digitais de alta resolução podem ser utilizadas em combinação com software especializado para captar e analisar a cor dos dentes. Estas câmaras são concebidas para reproduzir as cores com precisão e muitas vezes incorporam caraterísticas como fontes de luz ajustáveis para otimizar a qualidade da imagem. As imagens captadas pelas câmaras digitais podem ser analisadas utilizando algoritmos de processamento de imagem para determinar a cor do dente .[53]
- **Sistemas portáteis de guias de sombra:** Os sistemas portáteis de guias de cor consistem num dispositivo eletrónico portátil com uma câmara e um visor integrados. Estes dispositivos captam uma imagem do dente e apresentam-na num ecrã juntamente com uma escala de cores digital. O profissional de medicina dentária pode então comparar a imagem capturada com as cores apresentadas no dispositivo para identificar a correspondência mais próxima.
- **Sistemas computadorizados de correspondência de cores:** Os sistemas computorizados de correspondência de cores combinam tecnologia de imagem avançada com software informático para uma análise precisa da cor. Estes sistemas envolvem normalmente a captura de uma imagem do dente utilizando uma câmara digital ou a digitalização do dente utilizando um scanner 3D. Os dados capturados são depois processados pelo software, que analisa as variações de cor e fornece recomendações de

cor com base em guias de cor estabelecidos .[46]

3. 3. 2 Sistemas de conceção assistida por computador e de fabrico assistido por computador (CAD/CAM)

Os sistemas CAD/CAM são amplamente utilizados em medicina dentária para conceber e fabricar restaurações dentárias. Estes sistemas utilizam digitalizações dos dentes e restaurações do paciente, permitindo uma correspondência de cores precisa e personalizada[77] . Com a tecnologia CAD/CAM, a restauração pode ser concebida digitalmente e o produto final pode ser fresado ou impresso em 3D com a cor e a forma pretendidas[81] . Os sistemas de desenho assistido por computador e fabrico assistido por computador (CAD/CAM) revolucionaram várias indústrias, incluindo a medicina dentária estética. No processo de seleção da cor, a tecnologia CAD/CAM fornece aos dentistas ferramentas e capacidades avançadas para obter resultados precisos e esteticamente agradáveis[80] . Vamos explorar o procedimento passo-a-passo, as vantagens e as desvantagens dos sistemas CAD/CAM na seleção da cor para a medicina dentária estética.

Procedimento passo a passo:

- **Análise da cor:** O processo começa com uma análise da cor dos dentes naturais do paciente. Isto envolve a avaliação da cor, translucidez e textura da superfície dos dentes existentes.
- **Mapeamento digital da cor:** O dentista utiliza um dispositivo de correspondência de cores ou uma câmara digital para captar imagens dos dentes do paciente. As imagens são depois carregadas para o software CAD/CAM, que analisa e mapeia a informação da cor dos dentes.
- **Seleção da cor:** O dentista, com a ajuda do software CAD/CAM, pode comparar visualmente a cor do dente natural do paciente com um guia de cores ou uma biblioteca digital de cores. Isto permite uma correspondência de cores precisa e a seleção da cor de restauração pretendida.

- **Desenho digital:** Uma vez selecionada a cor, o dentista utiliza software CAD para desenhar a restauração, como uma coroa ou uma faceta. O software fornece ferramentas para personalizar a forma, o tamanho e os contornos da restauração para obter o resultado estético desejado.
- **Prova virtual:** Com o software CAD, é efectuada uma prova virtual da restauração concebida. O paciente pode ver uma representação digital do aspeto da restauração na sua boca, permitindo a realização de quaisquer ajustes necessários.
- **Fresagem/impressão 3D:** Depois de finalizar o desenho, o sistema CAD/CAM utiliza a tecnologia CAM para fresar a restauração a partir de um bloco de cerâmica ou produzir um modelo impresso em 3D. O processo de fresagem ou de impressão 3D garante uma elevada precisão e exatidão no fabrico da restauração.
- **Verificação da cor:** A restauração fabricada é avaliada quanto à exatidão da cor e compatibilidade com os dentes naturais do paciente. Nesta fase, podem ser efectuados quaisquer ajustes ou modificações necessários para obter uma correspondência de cor ideal.
- **Colocação final:** Uma vez confirmada a exatidão da cor, a restauração é colocada permanentemente na boca do paciente utilizando adesivo ou cimento dentário, completando o procedimento de dentisteria estética.

Vantagens dos sistemas CAD/CAM na seleção de cores :[82]

- **Exatidão e precisão:** Os sistemas CAD/CAM proporcionam elevados níveis de precisão, assegurando uma correspondência exacta de cores e o fabrico de restaurações. Isto resulta em melhores resultados estéticos.
- **Eficiência de tempo:** O fluxo de trabalho digital dos sistemas CAD/CAM reduz significativamente o tempo total de tratamento. A seleção da cor e o fabrico da restauração podem ser concluídos numa única consulta, eliminando a necessidade de

várias consultas.

- **Envolvimento do paciente:** Os sistemas CAD/CAM permitem que os pacientes participem ativamente no processo de seleção da cor, visualizando e aprovando digitalmente o desenho da restauração. Isto aumenta a satisfação do paciente e reduz a possibilidade de falhas de comunicação entre o dentista e o paciente.
- **Personalização:** O software CAD/CAM permite que os dentistas personalizem a forma, o tamanho e os contornos da restauração para corresponder aos dentes naturais do paciente e obter a aparência estética desejada.

Desvantagens dos sistemas CAD/CAM na seleção de sombras:

- **Custo:** A implementação de sistemas CAD/CAM numa clínica dentária pode implicar um investimento inicial significativo em equipamento, software e formação. Este custo pode ser um obstáculo para alguns profissionais de medicina dentária.
- **Curva de aprendizagem:** Os dentistas e os técnicos de prótese dentária precisam de receber formação para operar eficazmente os sistemas CAD/CAM e utilizar o software. Esta curva de aprendizagem pode exigir tempo e esforço adicionais para se tornar proficiente na tecnologia.
- **Limitações de material:** Os sistemas CAD/CAM funcionam normalmente melhor com materiais específicos, tais como cerâmicas ou resinas compostas. Certas cores ou materiais podem não estar disponíveis ou não serem adequados para utilização com o sistema, limitando as opções de seleção de cores.
- **Ajuste da restauração:** Embora os sistemas CAD/CAM sejam conhecidos pela sua exatidão, existe ainda a possibilidade de existirem ligeiras discrepâncias no ajuste da restauração final. Factores como a contração do material ou pequenos ajustes durante o processo de colocação podem afetar o ajuste geral, exigindo ajustes ou aperfeiçoamentos adicionais.

- **Manutenção e actualizações:** Os sistemas CAD/CAM requerem manutenção regular e actualizações ocasionais do software para garantir um desempenho ótimo. Estes custos de manutenção e a necessidade de se manter atualizado com os avanços tecnológicos devem ser considerados.
- **Expressão artística limitada:** Alguns dentistas argumentam que o toque artístico e a personalização das restaurações podem ser comprometidos com os sistemas CAD/CAM. Embora a tecnologia forneça medições precisas e replique a anatomia do dente, pode faltar-lhe o requinte artístico individualizado que pode ser alcançado com as restaurações tradicionais feitas à mão.

- **Investimento inicial:** O custo inicial de aquisição de um sistema CAD/CAM, incluindo o equipamento, software e formação, pode ser significativo. Este investimento pode constituir um desafio para as clínicas dentárias mais pequenas ou com recursos financeiros limitados.

Apesar destas desvantagens, os sistemas CAD/CAM foram amplamente adoptados na medicina dentária estética devido às suas inúmeras vantagens. A capacidade de obter uma seleção precisa da cor, personalizar restaurações, reduzir o tempo de tratamento e envolver os pacientes no processo de tomada de decisão contribui para melhorar a satisfação do paciente e os resultados clínicos .[81]

As técnicas de correspondência de cores evoluíram ao longo do tempo, incorporando métodos tradicionais e digitais. Embora a avaliação visual e os guias de cor ainda sejam habitualmente utilizados, a análise instrumental e as tecnologias digitais oferecem resultados mais objectivos e precisos, melhorando a qualidade e a estética das restaurações dentárias.

Desafios e limitações na seleção da sombra

A seleção de cores desempenha um papel crucial em vários campos, particularmente na medicina dentária e nos procedimentos cosméticos, onde a obtenção de um resultado esteticamente agradável e de aspeto natural é da maior importância. No entanto, este processo não está isento de desafios e limitações. Desde percepções subjectivas a restrições técnicas, a seleção da cor envolve a navegação num cenário complexo para garantir o melhor resultado possível. Nas secções seguintes, iremos aprofundar os meandros destes desafios e limitações, lançando luz sobre os factores que podem influenciar a correspondência de cores e as dificuldades encontradas ao longo do caminho. Compreender estes obstáculos é vital para os profissionais de medicina dentária na sua tentativa de alcançar uma harmonia de cores óptima e a satisfação do paciente.

4.1 Variabilidade inerente à correspondência de sombras

A combinação de cores é um processo crítico em medicina dentária que envolve a seleção da cor e da tonalidade adequadas das restaurações dentárias, tais como coroas ou facetas, para obter um resultado natural e estético. No entanto, existe uma variabilidade inerente à correspondência de cores devido a vários factores, que são os seguintes

- **Perceção humana:** A capacidade do olho humano para perceber a cor é influenciada por vários factores, incluindo condições de iluminação, variações individuais na perceção da cor e interpretação subjectiva. Pessoas diferentes podem percecionar e interpretar as cores de forma diferente, o que leva a variações nos resultados da correspondência de cores[76] . Além disso, factores como a fadiga, a idade e a acuidade visual podem afetar a precisão da perceção da cor.
- **Condições de iluminação:** O ambiente de iluminação desempenha um papel crucial na correspondência de cores. A iluminação natural e artificial pode ter diferentes temperaturas de cor, o que pode alterar o aspeto das cores dentárias. As diferentes fontes de luz, como as luzes fluorescentes, incandescentes ou LED, têm distribuições espectrais

variáveis, complicando ainda mais o processo de correspondência de cores[76] . Além disso, a direção, intensidade e ângulo da luz podem influenciar a forma como as cores são percebidas.

- **Variabilidade das guias de cor:** As guias de cor são ferramentas utilizadas pelos dentistas e técnicos de prótese dentária para selecionar a cor apropriada para as restaurações dentárias. No entanto, as próprias guias de cor podem apresentar variabilidade[76] . Factores como inconsistências de fabrico, desvanecimento ou descoloração ao longo do tempo e variações na composição e disposição das guias de cor podem afetar a precisão e fiabilidade da correspondência de cores.
- **Factores materiais:** Os materiais de restauração dentária, como as cerâmicas ou os compósitos, podem apresentar variações de cor inerentes. Factores como a composição do material, a translucidez, a opalescência e a textura da superfície podem influenciar a forma como a luz interage com a restauração, resultando em variações na aparência da cor. Além disso, a compatibilidade entre a cor do material de restauração e a estrutura dentária subjacente pode afetar a correspondência da cor final.
- **Factores relacionados com o doente:** Os factores intrínsecos relacionados com o doente, como a cor do dente, a translucidez e a presença de manchas ou descolorações, podem complicar a correspondência de cores. As alterações relacionadas com a idade, como o desgaste dos dentes, também podem afetar a cor e a textura dos dentes naturais, dificultando a obtenção de uma correspondência exacta da cor.
- **Habilidade e técnica do operador:** A competência e a experiência do dentista ou do técnico de prótese dentária que efectua o processo de combinação de cores pode ter um impacto significativo no resultado. Factores como a capacidade de perceção da cor, o conhecimento dos princípios de combinação de cores e a proficiência na utilização de guias de cores e outras ferramentas de combinação de cores podem contribuir para a

variabilidade dos resultados da combinação de cores.

É importante reconhecer e gerir a variabilidade inerente à correspondência de cores, empregando protocolos padronizados, utilizando condições de iluminação adequadas, calibrando guias de cores, considerando factores relacionados com o doente e confiando na experiência dos profissionais de medicina dentária para obter a melhor correspondência de cores possível para as restaurações dentárias.

4.2 Factores psicológicos

Os factores psicológicos desempenham um papel importante na seleção da cor para as restaurações dentárias. A perceção da cor é subjectiva e pode variar entre indivíduos com base em vários factores psicológicos[70] . Eis alguns dos principais factores psicológicos que podem influenciar a seleção da cor:

- **Preferências individuais:** Cada pessoa tem as suas próprias preferências no que diz respeito à cor e à estética dos seus dentes. Alguns indivíduos podem desejar um tom mais brilhante e branco, enquanto outros podem preferir um tom mais natural e ligeiramente mais escuro. Estas preferências podem ser influenciadas por experiências pessoais, normas culturais e tendências sociais. Os dentistas devem considerar estas preferências individuais ao selecionar uma cor para garantir a satisfação do paciente.
- **Estado emocional:** O estado emocional de um doente pode afetar a sua perceção da cor. A investigação demonstrou que as emoções podem influenciar a perceção da cor, estando certas emoções associadas a preferências de cor específicas. Por exemplo, os indivíduos que sentem tristeza ou depressão podem ter uma preferência por cores mais frias e suaves, enquanto os que sentem felicidade ou excitação podem inclinar-se para cores mais brilhantes e quentes. Compreender o estado emocional de um doente e o seu potencial impacto na perceção da cor pode ajudar os dentistas a fazer selecções de cor mais precisas.

- **Contexto cultural:** As influências culturais podem afetar significativamente a perceção individual da beleza e da estética, incluindo a cor dos dentes. Diferentes culturas podem ter diferentes padrões de beleza e preferências para a cor dos dentes. Por exemplo, em algumas culturas, os dentes mais brancos podem ser altamente valorizados, enquanto noutras, os tons ligeiramente mais amarelos ou quentes podem ser considerados mais desejáveis. Os dentistas têm de estar conscientes destes factores culturais para garantir que a seleção da cor está de acordo com as expectativas e preferências culturais do doente.
- **Condições de iluminação:** A iluminação desempenha um papel crucial na perceção da cor. Diferentes condições de iluminação podem alterar a aparência da cor do dente, tornando a seleção da cor mais difícil. A luz natural do dia, a luz fluorescente ou a luz incandescente podem ter efeitos diferentes na forma como as cores são percepcionadas. Os dentistas devem tentar reproduzir as condições de iluminação em que a restauração será vista para obter uma correspondência exacta da cor.
- **Comunicação e expectativas:** A comunicação eficaz entre o dentista e o doente é essencial na seleção da cor. Os doentes podem ter expectativas específicas relativamente ao resultado pretendido da restauração. É crucial que os dentistas se envolvam em discussões exaustivas com o doente, compreendam as suas expectativas e as gerem de forma realista. Uma comunicação clara pode ajudar a alinhar os factores psicológicos do doente, tais como preferências e emoções, com os conhecimentos do médico e garantir um processo de seleção de cor satisfatório.

A consideração destes factores psicológicos na seleção da cor ajuda os dentistas a prestar cuidados centrados no paciente e a obter resultados estéticos óptimos. Os dentistas devem combinar os seus conhecimentos clínicos com a sensibilidade às preferências individuais, antecedentes culturais e estados emocionais para assegurar uma combinação de cores bem sucedida que satisfaça as expectativas do paciente.

4. 3 Interferência de restaurações circundantes

É outro desafio na seleção da cor das restaurações dentárias. Ao selecionar a cor de uma nova restauração, a presença de restaurações existentes nos dentes adjacentes pode complicar o processo. Eis os factores relacionados com a interferência das restaurações adjacentes:

- **Alterações de cor ao longo do tempo:** Os dentes naturais e as restaurações dentárias podem sofrer alterações de cor ao longo do tempo devido a vários factores. Estes factores incluem a coloração provocada por alimentos e bebidas, o consumo de tabaco, o desgaste e o envelhecimento. A cor das restaurações existentes pode ser diferente da cor original, o que torna difícil fazer corresponder com exatidão a nova restauração aos dentes circundantes. Os dentistas têm de considerar as potenciais alterações de cor e tê-las em conta durante a seleção da cor.
- **Diferentes materiais de restauração:** As restaurações dentárias podem ser feitas de vários materiais, tais como resinas compostas, porcelana ou metal. Cada material tem propriedades ópticas únicas e pode afetar o aspeto final da restauração. Ao selecionar a cor, é importante considerar o tipo de material utilizado nas restaurações existentes e a forma como este pode interagir com a nova restauração. Alguns materiais, como as restaurações metálicas, podem ter uma influência significativa na cor e translucidez gerais, tornando mais difícil conseguir uma correspondência de cor perfeita.
- **Reprodutibilidade da cor:** Reproduzir a cor exacta de uma restauração existente pode ser difícil. As guias de cores fornecem uma gama de cores padrão, mas podem não captar totalmente a complexidade e as nuances da cor natural do dente ou a cor de uma restauração existente. Para além disso, as restaurações mais antigas podem ter desbotado ou sofrido alterações de cor, tornando mais difícil igualar a cor original. Os dentistas e os técnicos de prótese dentária podem ter de utilizar a sua experiência e conhecimentos

para avaliar visualmente a cor das restaurações adjacentes e criar uma cor personalizada para a nova restauração que combine bem com os dentes circundantes.

- **Variações nas Sub-Shades:** Como mencionado anteriormente, os dentes naturais podem apresentar sub-sombreados, que são pequenas variações de cor dentro de um único dente. Estas sub-sombrações acrescentam profundidade e realismo à aparência dos dentes. Replicar estas variações subtis com precisão numa nova restauração é um desafio. As restaurações adjacentes existentes podem também ter as suas próprias sub-sombrações, que têm de ser consideradas para uma integração perfeita da nova restauração. Os dentistas podem empregar técnicas como a sobreposição de diferentes tonalidades de materiais de restauração ou a personalização da tonalidade para corresponder às subtonalidades circundantes.

Para ultrapassar os desafios colocados pela interferência das restaurações circundantes, os dentistas devem avaliar cuidadosamente as alterações de cor, considerar os materiais utilizados nas restaurações existentes e esforçar-se por obter uma compreensão abrangente das sub-sombrações presentes nos dentes adjacentes. Isto pode implicar a utilização de tecnologias avançadas de correspondência de cores, confiar nos seus conhecimentos e estabelecer uma comunicação clara com o paciente para gerir eficazmente as expectativas. Ao abordar estes factores, os dentistas podem obter uma melhor correspondência de cores e assegurar uma integração harmoniosa da nova restauração com o trabalho dentário circundante.

Comunicação e documentação sobre a sombra

A comunicação e a documentação da cor desempenham um papel vital na obtenção da excelência estética nas restaurações dentárias. Desde o mapeamento e registo meticulosos das cores até à comunicação eficaz com os laboratórios dentários, estes processos garantem que a cor e o aspeto pretendidos são reproduzidos com precisão. Com o advento das ferramentas digitais de comunicação de cores, os dentistas têm agora à sua disposição recursos inovadores para simplificar o processo, aumentar a precisão e promover uma colaboração eficiente com os técnicos de prótese dentária. Vamos aprofundar os meandros do mapeamento da cor, a comunicação com os laboratórios dentários e o excitante mundo das ferramentas digitais de comunicação da cor .[34]

Mapeamento e registo de sombras:

O mapeamento e o registo da cor são passos essenciais nos procedimentos dentários que envolvem a correspondência da cor e da tonalidade das restaurações dentárias, tais como coroas, facetas ou próteses, com os dentes naturais ou com o resultado estético desejado. Os dentistas utilizam vários métodos para mapear e registar as cores com precisão[34] . As etapas envolvidas no mapeamento e registo da cor são as seguintes

- **Preparar o paciente:** Assegurar que os dentes do doente estão limpos e sem quaisquer detritos ou manchas que possam afetar a avaliação da cor.
- **Selecionar condições de iluminação adequadas:** Escolher condições de iluminação que se assemelhem ao ambiente diário típico do doente para obter a representação mais exacta da tonalidade.
- **Selecionar a escala de cores:** Selecionar uma escala de cores que melhor corresponda aos dentes naturais do doente ou ao resultado estético pretendido. As guias de cores mais comuns incluem a Guia de Cores Vita Classical ou o Sistema de Cores Munsell.
- **Observar os dentes naturais do paciente:** Observe cuidadosamente a cor, a

translucidez e outras caraterísticas visuais dos dentes naturais do paciente. Procure variações de cor, opacidades ou quaisquer caraterísticas únicas que tenham de ser reproduzidas na restauração.

- **Comparar com as patilhas da escala de cores:** Comparar os dentes naturais do doente com as pastilhas da escala de cores. Segurar as patilhas contra os dentes do doente individualmente e avaliar qual a patilha ou combinação de patilhas que proporciona a correspondência mais próxima.
- **Considerar os factores contextuais:** Tenha em conta os dentes circundantes, a cor do tecido gengival e a compleição facial geral, uma vez que estes factores podem influenciar a perceção da cor. Procure obter uma mistura harmoniosa com a dentição existente do paciente.
- **Registar a informação da sombra:** Uma vez determinada a tonalidade, registe a informação da tonalidade utilizando um sistema de notação de tonalidade. Este pode envolver códigos alfanuméricos ou uma combinação de números e letras que descrevem a tonalidade, o croma e o valor/brilho da tonalidade.
- **Captar imagens digitais ou leituras de espetrofotómetro (opcional):** Para uma maior precisão, considere a utilização de ferramentas digitais de mapeamento da cor, tais como scanners intra-orais ou espectrofotómetros. Estes dispositivos captam imagens digitais ou medem a reflexão espetral dos dentes, fornecendo informações precisas sobre a cor.
- **Documentar a informação da cor:** Manter um registo da informação da cor nos registos dentários do doente. Esta documentação ajuda numa futura correspondência de cores ou se forem necessárias restaurações adicionais.

Seguindo estes passos, os dentistas podem mapear e registar com precisão a cor dos dentes naturais de um doente, estabelecendo as bases para uma comunicação bem sucedida da cor com os laboratórios dentários.

5. 2 Comunicação com os laboratórios de prótese dentária:

Uma vez concluídos o mapeamento e o registo da cor, a comunicação eficaz com os laboratórios de prótese dentária é crucial para garantir que a cor desejada é reproduzida com precisão na restauração dentária. Os dentistas precisam de fornecer informações completas aos técnicos de laboratório dentário para alcançar o resultado estético desejado. A comunicação com os laboratórios dentários envolve normalmente os seguintes aspectos:

- **a) Informação de cor:** O dentista comunica ao laboratório de prótese dentária as informações de cor obtidas durante o mapeamento e registo da cor. Isto inclui fornecer anotações do guia de cor, imagens digitais ou leituras do espetrofotómetro. Instruções claras e pormenorizadas sobre o resultado da cor pretendida são importantes para que o laboratório possa fazer corresponder a cor com precisão.
- **b) Seleção do material:** Os dentistas comunicam ao laboratório dentário o material preferido para a restauração dentária. Isto inclui a especificação do tipo de cerâmica, compósito ou outros materiais a serem utilizados na criação da restauração. A seleção do material pode afetar significativamente o resultado final da cor, pelo que é vital uma comunicação clara.
- **c) Instruções adicionais:** Os dentistas podem fornecer instruções adicionais relacionadas com a forma, textura e outros aspectos estéticos da restauração dentária. Por exemplo, podem comunicar elementos de design específicos, caraterização ou detalhes de superfície necessários para obter uma aparência natural e harmoniosa.

5.3 Ferramentas de comunicação Digital Shade:

As ferramentas digitais de comunicação da cor tornaram-se cada vez mais populares nos últimos anos, oferecendo aos dentistas e aos laboratórios dentários métodos eficientes e precisos para comunicar informações sobre a cor[48]. Estas ferramentas tiram partido da tecnologia para melhorar a comunicação e simplificar o processo de correspondência de cores. Algumas ferramentas digitais comuns de comunicação da cor incluem:

- **a) Dispositivos digitais de correção de cor:** Estes dispositivos portáteis utilizam tecnologia de imagem avançada para captar imagens dos dentes do doente e gerar informações digitais sobre a cor. Muitas vezes, proporcionam uma correspondência de cores em tempo real, que pode ser partilhada digitalmente com os laboratórios dentários, eliminando a necessidade de guias de cores físicas.
- **b) Software de correspondência de cores:** Um software especializado permite que os dentistas analisem imagens digitais ou leituras de espetrofotómetro e as comparem com uma base de dados de opções de cor. O software pode fornecer recomendações de cores com base na análise, tornando o processo de correspondência de cores mais eficiente e exato.
- **c) Plataformas digitais de comunicação de sombras:** Estas plataformas em linha facilitam uma comunicação sem descontinuidades entre os dentistas e os laboratórios dentários. Os dentistas podem carregar informação digital sobre a cor, imagens e instruções, que podem ser acedidas pelos técnicos de laboratório em tempo real. Isto elimina a necessidade de envio físico de moldes ou guias de cor e permite uma colaboração eficiente.

As ferramentas digitais de comunicação de sombra oferecem vantagens como maior precisão, comunicação melhorada e eficiência de tempo. Proporcionam uma abordagem mais objetiva e padronizada à comunicação da cor, reduzindo o potencial de interpretação subjectiva ou erro humano. Em resumo, a comunicação e documentação da cor envolvem o mapeamento e registo da cor, a comunicação com os laboratórios dentários e a utilização de ferramentas digitais de comunicação da cor. A comunicação precisa da cor é essencial para alcançar o sucesso estético das restaurações dentárias e as ferramentas digitais aumentam a eficiência, a precisão e a colaboração neste processo .[35]

Estudos de casos e aplicações clínicas

A seleção da cor desempenha um papel crucial na obtenção de resultados estéticos óptimos em várias aplicações clínicas da dentisteria de restauração, particularmente em restaurações anteriores e posteriores. A seleção adequada da cor garante que as restaurações se misturam perfeitamente com a dentição natural, melhorando a aparência geral e a satisfação do paciente[34] .

A aplicação clínica da seleção da cor em medicina dentária estética, centrada nas restaurações anteriores (resina composta e facetas de porcelana) e posteriores (amálgama dentária e inlays/onlays cerâmicos) é descrita a seguir

6.1 Restaurações anteriores:

6. 1. 1 Resina composta: As restaurações de resina composta são amplamente utilizadas em restaurações anteriores devido à sua capacidade de imitar a estrutura natural do dente e às suas excelentes propriedades estéticas. A seleção da cor é fundamental para obter uma estética óptima ao restaurar dentes anteriores com resina composta.

Exemplo de caso: Um paciente apresenta-se com um incisivo fracturado. O objetivo é restaurar o dente com um material de resina composta que combine com os dentes adjacentes. O processo de seleção da cor envolve a avaliação da dentição natural do paciente sob várias condições de iluminação. Os guias de cor, como o Vita Classical Shade Guide ou o Vita 3D-Master, podem ser utilizados para determinar a correspondência mais próxima da cor natural do dente do paciente. É selecionado um guia de cores e a cor é verificada intra-oralmente contra os dentes adjacentes. O dentista pode utilizar diferentes técnicas de camadas e tonalidades para obter um aspeto natural e replicar a translucidez e a caraterização do dente. Ao fazer corresponder a cor com exatidão, a restauração final combina perfeitamente com a dentição circundante, resultando num resultado esteticamente agradável .[58]

6.1. 2 Facetas de Porcelana:

As facetas de porcelana são populares para restaurações anteriores, uma vez que oferecem uma excelente durabilidade e estética. A seleção da cor para facetas de porcelana requer uma avaliação cuidadosa e comunicação entre o dentista, o ceramista e o paciente para alcançar o resultado estético desejado.

Exemplo de caso: Um paciente deseja uma remodelação do sorriso e solicita facetas de porcelana para melhorar o aspeto dos dentes anteriores descoloridos e desalinhados. A seleção da cor para facetas de porcelana envolve uma avaliação abrangente da cor dos dentes existentes do paciente, do tom de pele, da linha dos lábios e das caraterísticas faciais. São utilizadas fotografias, imagens digitais e separadores de cor para comunicar a cor e as caraterísticas desejadas ao ceramista. O ceramista fabrica então as facetas para corresponder à tonalidade selecionada, considerando factores como a opacidade, a translucidez e os efeitos incisais. Através deste processo de colaboração, as facetas finais são feitas à medida para combinar com a dentição natural do paciente, resultando num sorriso harmonioso e estético .[16]

6.2 Restaurações posteriores:

6.2. 1 Amálgama dentária:

Embora a amálgama dentária seja escolhida principalmente pela sua durabilidade e propriedades funcionais em restaurações posteriores, a seleção da cor continua a ser importante para minimizar a sua visibilidade na cavidade oral.

Exemplo de caso: Um paciente necessita de uma restauração de amálgama grande num molar posterior. A seleção da cor da amálgama dentária envolve a escolha de uma liga com uma cor que se aproxime da cor do dente existente do paciente. Embora a amálgama tenda a ser menos estética em comparação com outros materiais de restauração, o dentista pode selecionar uma tonalidade que corresponda aos dentes adjacentes do doente ou considerar a utilização de uma amálgama com alto teor de cobre, que proporciona uma melhor combinação com a estrutura natural do dente. Técnicas de acabamento e polimento adequadas também podem ajudar a obter uma superfície mais lisa e a reduzir a visibilidade da restauração, melhorando ainda mais a sua estética.

6.2. 2 Inlays/Onlays em cerâmica:

As inlays/onlays de cerâmica são escolhas populares para restaurações posteriores devido às suas excelentes propriedades estéticas, durabilidade e preparação conservadora. A seleção da cor é crucial para obter resultados de aspeto natural com inlays/onlays cerâmicos em restaurações posteriores.

Exemplo de caso: Um paciente apresenta uma lesão cariosa de grandes dimensões num molar posterior. O objetivo é restaurar o dente com um inlay/onlay de cerâmica que combine com os dentes adjacentes. A seleção da cor para restaurações de cerâmica envolve uma combinação de avaliação visual, guias de cor e tecnologia digital. O dentista avalia a cor do dente existente do paciente, tendo em conta factores como a tonalidade, o croma e o valor. Os separadores de cor de guias de cor como o Vita Classical Shade Guide ou o Vita 3D-Master são utilizados para selecionar a correspondência mais próxima da cor natural do dente do paciente. Também podem ser utilizados dispositivos digitais de combinação de cores, como espectrofotómetros ou câmaras intra-orais, para captar a informação precisa da cor.

Uma vez selecionada a cor, a restauração de cerâmica é feita à medida por um técnico de laboratório dentário. O técnico utiliza camadas de materiais cerâmicos com diferentes opacidades, translucidez e modificadores de cor para reproduzir as caraterísticas naturais do dente. A restauração de cerâmica é então colada ao dente preparado, misturando-se perfeitamente com a dentição adjacente. A seleção precisa da cor e o fabrico meticuloso de inlays/onlays de cerâmica resultam em restaurações que imitam a aparência e as propriedades dos dentes naturais, proporcionando benefícios funcionais e estéticos.

Em resumo, a seleção da cor é um aspeto crítico para alcançar resultados estéticos óptimos em várias aplicações clínicas de dentisteria de restauração. Quer se trate de resina composta ou facetas de porcelana para restaurações anteriores ou amálgama dentária ou inlays/onlays cerâmicos para restaurações posteriores, a seleção de uma cor adequada é essencial para obter uma mistura harmoniosa com a dentição natural. Através de uma avaliação cuidadosa, comunicação e colaboração entre o dentista, o ceramista e o paciente, a seleção da cor pode melhorar significativamente o resultado final, levando a uma maior satisfação do paciente e a um sorriso esteticamente mais agradável.

Perspectivas e avanços futuros

O campo da seleção de cores em medicina dentária está em constante evolução e espera-se que vários avanços interessantes e perspectivas futuras melhorem ainda mais a precisão e a eficiência da correspondência de cores:

7.1 Tecnologias emergentes na seleção de sombras:

A seleção da cor em medicina dentária desempenha um papel fundamental na obtenção de resultados estéticos em procedimentos de restauração, tais como coroas dentárias, facetas e próteses. As tecnologias emergentes estão a revolucionar os processos de seleção de cores, melhorando a precisão, a eficiência e a satisfação do paciente.

a) Espectrofotometria: Os dispositivos espectrofotométricos utilizam sensores avançados para medir as propriedades de reflexão e absorção dos dentes. Estes dispositivos analisam a interação da luz com a superfície do dente e fornecem medições objectivas da cor. A espetrofotometria elimina o julgamento subjetivo e melhora a precisão da seleção da cor .[61]

b) Correspondência de cores assistida por computador (CASM): Os sistemas CASM utilizam tecnologias de imagem digital, tais como câmaras intra-orais, para captar imagens de alta resolução dos dentes do paciente. Estas imagens são depois analisadas através de software especializado que compara a cor do dente com uma extensa base de dados de cores. Os sistemas CASM fornecem uma representação visual da cor do dente e oferecem um processo de seleção de cor mais preciso.

c) Inteligência Artificial (IA): Estão a ser desenvolvidos algoritmos de IA para ajudar os dentistas na seleção da cor. Ao treinar com grandes conjuntos de dados de imagens de dentes, os sistemas de IA podem aprender a reconhecer variações e padrões de cor subtis que podem ser difíceis para o olho humano. As ferramentas de seleção de cores alimentadas por IA podem fornecer aos dentistas recomendações em tempo real, aumentando a precisão e reduzindo o tempo de consulta.

7.2 Melhorias na precisão da correspondência de sombras:

A precisão da correspondência de cores é um aspeto crucial da dentisteria de restauração para conseguir uma integração perfeita das próteses dentárias com os dentes naturais. Os avanços recentes estão a abordar os desafios associados à correspondência de cores, resultando numa maior precisão.

a) Guias de cores avançadas: As guias de cores tradicionais têm opções de cores limitadas e podem não representar com exatidão a gama completa de cores naturais dos dentes. As guias de cores mais recentes incorporam um espetro mais alargado de cores, incluindo opções mais matizadas e translúcidas, permitindo uma melhor correspondência de cores.

b) Condições de iluminação melhoradas: As condições de iluminação adequadas são essenciais para uma correspondência de cores precisa. As inovações na iluminação dos consultórios dentários, como a iluminação LED com temperatura de cor ajustável, proporcionam ambientes de iluminação consistentes e padronizados. Estes avanços minimizam o impacto das variações de iluminação na perceção da cor.

c) Calibração de cores: A calibração de dispositivos de imagiologia dentária, tais como câmaras intra-orais e espectrofotómetros, garante uma reprodução de cor precisa. Os processos de calibração envolvem a utilização de alvos de cor padronizados e o ajuste das definições do dispositivo para obter medições de cor consistentes e fiáveis.

d) Software de correspondência de sombras: As soluções de software para a correspondência de cores melhoraram significativamente, utilizando algoritmos sofisticados e técnicas de aprendizagem automática. Estes sistemas podem analisar os dados de cor dos dentes capturados, compará-los com bases de dados de referência e fornecer aos dentistas recomendações para a seleção da cor, aumentando a precisão e reduzindo a subjetividade.

7.3 Seleção personalizada de tonalidades:

a) Análise da cor específica do paciente: A seleção personalizada da cor tem em conta as variações individuais da cor dos dentes e as preferências do paciente. Ao integrar factores específicos do paciente, como a idade, o sexo, o tom de pele e a cor natural do dente, a seleção da cor torna-se mais adaptada e personalizada.

b) **Desenho Digital do Sorriso (DSD):** O DSD utiliza tecnologias de imagem digital e software para simular o resultado estético final dos procedimentos dentários. Os dentistas podem criar sorrisos virtuais, permitindo que os pacientes visualizem diferentes opções de cor e seleccionem a mais desejável. Este processo interativo aumenta o envolvimento e a satisfação do paciente.

c) **Guias de cor digitais:** As guias de cor digitais fornecem uma representação mais exacta das cores dos dentes em comparação com as guias de cor tradicionais. Estas guias são concebidas para serem apresentadas em ecrãs digitais e permitem uma correspondência de cores precisa utilizando técnicas avançadas de gestão de cores. Os dentistas podem comparar os dentes do doente diretamente com a escala de cores digital, simplificando o processo de seleção da cor.

d) **Aplicações de correspondência de cores:** Estão a surgir aplicações móveis que ajudam os pacientes a selecionar a cor de dente desejada. Estas aplicações utilizam câmaras de smartphones e algoritmos de processamento de imagem para analisar a cor dos dentes e fornecer recomendações de cores. Os pacientes podem pré-visualizar diferentes tonalidades nos seus próprios dentes, ajudando-os a tomar decisões informadas sobre as suas restaurações dentárias.

e) **Análise genética e de biomarcadores:** Os avanços na genética e na análise de biomarcadores podem contribuir para a seleção personalizada da cor no futuro. Certos marcadores e variações genéticas têm sido associados à cor dos dentes. Ao analisar o perfil genético de um paciente ou biomarcadores específicos, os dentistas podem ser capazes de prever a cor natural do dente com mais precisão e selecionar tonalidades de restauração que correspondam à predisposição genética do paciente.

f) **Mapeamento digital de cores:** O mapeamento digital de cores envolve a captura de imagens de alta resolução dos dentes do paciente e o mapeamento da distribuição de cores na superfície do dente.

Esta tecnologia pode identificar variações na intensidade da cor e no croma dentro de um único dente, permitindo uma seleção mais precisa da cor. Os dentistas podem utilizar esta informação para criar restaurações personalizadas que imitam a distribuição natural da cor dos dentes do paciente.

g) Realidade Aumentada (RA): A tecnologia de RA está a ser explorada para a seleção de cores em medicina dentária. Ao sobrepor opções de cores digitais aos dentes reais do paciente em tempo real, os dentistas e os pacientes podem visualizar diferentes cores e avaliar o seu aspeto antes de se comprometerem com uma escolha específica. A RA aumenta o envolvimento do paciente e melhora a precisão da seleção de cores.

h) Avanços nos materiais: Os esforços de investigação e desenvolvimento estão continuamente a fazer avançar os materiais dentários utilizados na dentisteria de restauração. Estes materiais têm como objetivo imitar de perto as propriedades ópticas dos dentes naturais, incluindo a cor, a translucidez e a fluorescência. As propriedades melhoradas dos materiais permitem aos dentistas obter uma correspondência de cores mais realista e perfeita com a dentição circundante.

Em conclusão, a seleção de cores em medicina dentária está a registar avanços significativos devido às tecnologias emergentes. Estas inovações aumentam a exatidão, a eficiência e a satisfação do paciente nos procedimentos de restauração. Com a integração de abordagens personalizadas de seleção de cores, incluindo análises específicas do paciente, ferramentas digitais e considerações genéticas/biomarcadores, os dentistas podem obter resultados altamente personalizados e de aspeto natural nas restaurações dentárias.

Discussão

Nos últimos anos, os avanços tecnológicos e a procura crescente de tratamentos dentários estéticos levaram ao desenvolvimento de métodos de seleção de cores mais sofisticados em medicina dentária. Estes métodos visam melhorar a precisão e a fiabilidade da correspondência de cores, melhorando, em última análise, os resultados estéticos das restaurações dentárias. Vamos aprofundar as vantagens e limitações de cada método de seleção de cor.

A seleção visual da cor, apesar da sua subjetividade, tem sido um método utilizado há muito tempo pelos dentistas. É uma abordagem económica e amplamente disponível. A seleção visual da cor, sendo um método subjetivo, tem sido relatada como tendo taxas de sucesso variáveis na literatura. Alguns estudos relataram taxas de sucesso que variam entre 60% e 80%, enquanto outros relataram taxas mais baixas ou mais altas[6] . No entanto, vários factores podem contribuir para as suas limitações. As variações nas condições de iluminação, como o tipo e a intensidade da luz, podem afetar significativamente a perceção da cor. Diferentes ambientes de iluminação, como a luz natural do dia versus a iluminação interna, podem levar a variações na perceção da cor do dente.

A duração da seleção visual da cor pode variar, mas normalmente demora alguns minutos a avaliar e a determinar a cor mais próxima. No entanto, é importante atribuir tempo adicional para condições de iluminação controladas e para uma possível reavaliação após a preparação dos dentes. Além disso, os clínicos podem ter os seus próprios preconceitos e variações na perceção da cor, influenciando ainda mais a precisão da seleção visual da cor. Para ultrapassar estas limitações, é crucial que os dentistas assegurem condições de iluminação padronizadas e utilizem guias de cor para facilitar comparações visuais mais precisas.

As guias de cor, quando utilizadas corretamente, têm demonstrado taxas de sucesso relativamente boas. As guias de cor, constituídas por uma série de separadores ou fichas que representam várias cores de dentes naturais, têm sido uma ferramenta valiosa na seleção da cor. Fornecem uma referência padronizada para clínicos e laboratórios dentários, ajudando na comunicação e na obtenção de combinações de cores mais previsíveis. No entanto, as guias de cor não estão isentas de limitações. As variações no fabrico e o envelhecimento podem alterar a estabilidade da cor das guias, levando potencialmente a uma correspondência de cores imprecisa. Com o tempo, as guias de cor podem também ficar gastas ou descoloridas, necessitando de manutenção e substituição regulares. Além disso, o número limitado de cores disponíveis nas guias de cores pode colocar desafios na obtenção de uma correspondência exacta para cada doente.

Os dispositivos espectrofotométricos e os sistemas digitais de correspondência de cores têm mostrado resultados promissores na literatura, com taxas de sucesso geralmente mais elevadas em comparação com a seleção visual de cores e os guias de cores. Os estudos relataram taxas de sucesso que variam entre 80% e 95% para os dispositivos espectrofotométricos e sistemas digitais de correspondência de cores[17] . Os aparelhos espectrofotométricos, incluindo colorímetros e espectrofotómetros, ganharam popularidade na seleção de cores devido à sua abordagem objetiva e quantitativa. Estes aparelhos medem a reflexão e a absorção dos comprimentos de onda da luz, fornecendo dados de cor precisos para a correspondência de dentes.

A correspondência espectrofotométrica da cor elimina muitos dos preconceitos subjectivos associados à seleção visual da cor[80] . Durante a consulta inicial, a medição espectrofotométrica da cor pode demorar cerca de 5 a 10 minutos, dependendo da complexidade do caso e da curva de aprendizagem para operar o aparelho. Após a preparação do dente, o clínico pode reavaliar a cor utilizando o dispositivo espetrofotométrico, o que pode demorar alguns minutos. Pode detetar até variações de cor subtis e oferece uma gama mais ampla de dados de cor em comparação com os métodos tradicionais. No entanto, o custo inicial dos dispositivos espectrofotométricos e os conhecimentos técnicos necessários para a sua utilização adequada podem ser factores limitativos para alguns consultórios dentários.

Os sistemas digitais de correspondência de cor surgiram como uma tecnologia promissora na seleção da cor. Estes sistemas utilizam câmaras digitais e algoritmos informáticos para analisar a cor dos dentes[81] . Capturam imagens do dente do paciente e comparam-nas com uma base de dados abrangente de cores de dentes, permitindo uma análise de cor objetiva e precisa. Alguns estudos relataram taxas de sucesso que variam entre 80% e 95% para os sistemas digitais de correspondência de cores[70] . Estas taxas sugerem um nível relativamente elevado de exatidão e consistência na obtenção de correspondências de cor.

Durante a consulta inicial, a captura das imagens digitais e a análise da cor podem demorar cerca de 5 a 10 minutos. Após a preparação dos dentes, o médico pode captar novas imagens e avaliar a correspondência de cor, o que também pode demorar alguns minutos. O tempo necessário para a correspondência de cor digital pode variar consoante o equipamento específico, as técnicas de captura de imagem e a proficiência do médico dentista. Os sistemas digitais de correspondência de cores oferecem várias vantagens, incluindo uma maior precisão, a capacidade de armazenar digitalmente os registos dos pacientes e a possibilidade de consulta remota com laboratórios dentários. No entanto, as variações nas técnicas de captura de imagem, os procedimentos de calibração e as limitações da base de dados podem influenciar a exatidão da correspondência de cores digital. Os dentistas devem assegurar a padronização e calibração adequadas do equipamento para maximizar a eficácia destes sistemas.

O momento da seleção da cor para cada método depende da situação clínica específica. Em geral, a seleção da cor deve ocorrer durante a consulta inicial do paciente ou antes do início do procedimento de restauração. Isto permite uma comunicação eficaz entre o clínico e o laboratório dentário, assegurando um planeamento e uma seleção de materiais adequados. É importante notar que a correspondência de cores deve ser reavaliada após a preparação do dente, uma vez que a remoção do esmalte pode alterar a cor do dente subjacente. Além disso, a seleção da cor deve, idealmente, ser efectuada em condições de iluminação padronizadas para minimizar os preconceitos de perceção da cor.

Em conclusão, os métodos de seleção da cor em medicina dentária evoluíram para satisfazer a procura crescente de restaurações dentárias estéticas. A seleção visual da cor e os guias de cor continuam a ser utilizados com frequência, embora com limitações relacionadas com a subjetividade e as variações no fabrico. Os dispositivos espectrofotométricos e os sistemas digitais de correspondência de cores oferecem abordagens mais objectivas e precisas, com o potencial de melhorar a exatidão e a eficiência na seleção da cor

Conclusão

Em conclusão, a seleção da cor em medicina dentária estética desempenha um papel vital na obtenção de resultados óptimos e na satisfação do doente. Envolve uma compreensão abrangente das expectativas do doente, das caraterísticas individuais e dos princípios da ciência da cor. O processo de seleção requer uma avaliação cuidadosa de factores como a cor do dente, a translucidez, a tonalidade, o valor e o croma, tendo em conta o tom de pele, a idade e a personalidade do paciente. Ao utilizar ferramentas e técnicas avançadas de correspondência de cores, os dentistas podem obter restaurações harmoniosas e de aspeto natural que se misturam perfeitamente com a dentição circundante. Além disso, uma comunicação eficaz com o paciente e uma abordagem de colaboração entre a equipa dentária e o laboratório dentário são essenciais para uma correspondência de cores bem sucedida. Em última análise, uma seleção meticulosa da cor não só melhora os resultados estéticos, como também contribui para a confiança e o bem-estar geral do paciente.

Bibliografia

1. Alnusayri MO, Sghaireen MG, Mathew M, Alzarea B, Bandela V. Seleção da cor em Dentisteria Estética: Uma Revisão. Cureus. 2022 Mar 20;14(3):e23331

2. Srikant N, Intern AS, Vaishnavi G, Yellapurkar S, Jose NP, Jathanna V, Naik DG. Variação da cor dos dentes na população indiana: Um guia objetivo para a estimativa da idade. Heliyon. 2021 Feb 5;7(2):e06164.

3. Borse S, Chaware SH. Análise e seleção da cor do dente em prótese dentária: Uma revisão sistemática e meta-análise. J Indian Prosthodont Soc. 2020 Apr- Jun;20(2):131-140.

4. Vimal K Sikri Cor: Implicações na medicina dentária. Revista de Medicina Dentária Conservadora . 2010 Oct;13(4):249-55.

5. Sirintawat N, Leelaratrungruang T, Poovarodom P, Kiattavorncharoen S, Amornsettachai P. A Precisão e Fiabilidade da Seleção da Tonalidade dos Dentes Utilizando Diferentes Técnicas Instrumentais: Um estudo in vitro. Sensores (Basileia). 2021 Nov 11;21(22):7490.

6. Vidhu Antony, Prabhu K. ,I. Ramesh Kaarthick, Kabilan P. , A. S. Ramesh. UMA REVISÃO SISTEMÁTICA DA EXACTIDÃO DA TÉCNICA CONVENCIONAL E DA TÉCNICA FOTOGRÁFICA DIGITAL PARA A CORRESPONDÊNCIA DA COR DOS DENTES. Volume 1 Edição 2 O Jornal de Dentisteria Protética e de Implantes Publicação oficial da Sociedade Indiana de Dentisteria Protética, Secção do Estado de Kerala.

7. Rohit K Singh, Prakash Nidawani, Girish Galagali, Satyanarayana Naik, Srinivas Reddy. Accuracy and Reliability of Visual Shade Color Discrimination by Men and Women in Comparison to Digital Shade Selection (Precisão e fiabilidade da discriminação visual da cor da sombra por homens e mulheres em comparação com a seleção digital da

sombra): Um estudo comparativo. Jornal Internacional de Prótese Dentária e Odontologia Restauradora (2021): 10. 5005/jp- journals-10019-1318

8. Hardan L, Bourgi R, Cuevas-Suárez CE, Lukomska-Szymanska M, Monjarás-Ávila AJ, Zarow M, Jakubowicz N, Jorquera G, Ashi T, Mancino D, Kharouf N, Haikel Y. Novel Trends in Dental Color Match Using Different Shade Selection Methods: A Systematic Review and Meta-Analysis. Materiais (Basileia). 2022 Jan 8;15(2):468.

9. E. Bruce Clark,An Analysis of Tooth Color, The Journal of the American Dental Association (1922),Volume 18, Número 11, 1931, Páginas 2093-2103,ISSN 1048-6364,

10. Dean Farnsworth, "The Farnsworth-Munsell 100-Hue and Dichotomous Tests for Color Vision*," J. Opt. Soc. Am. 33, 568-578 (1943)

11. G. Verriest, Further studies on the acquired deficiency of color discrimination. Journal of the Optical Society Of America 1963; 53(1):185-95

12. Rolf G. Kuehni, Robert T. Marcus, Uma experiência em escala visual de pequenas diferenças de cor. Color research and application 1979 ; 4(2): 83-91

13. Charles G. Saleski, Macbeth Division, et al, Cor, luz e correspondência de tonalidade. JProsthet Dent 1972;27(3): 263-68

14. Gerard J. Barna,D. M. D, James W. Taylor, D. D. S,et al, The influence of selected light intensities on color perception within the color range of natural teeth. J Prosthet Dent 1981;46(4): 450-453

15. Lynda K. Bangtson, DDS,MS e Richard j. Goodkind, DMS. MS*, A conversão de designações cromáticas para valores tristimulares CIE. J Prosthet Dent 1982; 48 (5) : 610-17

16. R. R. Seghi, DDS, MS, W. M . Johnston, Ph. D. , et al, Análise espectrofotométrica das diferenças de cor entre sistemas de porcelana. J Prosthet Dent 1986; 56(1):35- 40

17. W. M. Johnston e E. C. Kao, Avaliação da correspondência de aparência por observação

visual e colorimetria clínica. J Dent Res 1989; 68(5): 819-22

18. T. P. van der Burg& Ph. D. ,J. J. ten Bosch, Ph. D. , P. C. F. Borsboom, e W. J. P. M. Kortsmit,A comparison of new and conventional methods for quantification of tooth color J. PROSTHET DENT 1990;63:165-62.)

19. S. P. Davison, B. D. S. ,* e N. R. Myslinski, Ph. D. ** Seleção de sombras por pessoal dentário com deficiência de visão cromática. J Prosthet Dent 1990; 63:97-101

20. James L. Donahue, DDS, *Richard J. Goodkind et al, Shade color discrimination by men and women (Discriminação da cor da sombra por homens e mulheres). J Prosthet Dent 1991; 65: 699-03

21. Rene A Bolt, Jaap J ten Bosch, et al, Influence of window size in small-window color measurement, particularly of teeth. Phys. Med. Biol 1994; 39: 1133-42.

22. Scott R. Okubo, DDS, Ali Kanawati, BA, et al, Avaliação da correspondência de cores visual e instrumental. J Prosthet Dent 1998; 80: 642-8

23. Carolyn Bentley, D. D. S. ; Ralph H. Leonard, D. D. S. ,et al, Quantificação do branqueamento vital por análise computorizada de imagens fotográficas. JADA 1999; 130: 809-16

24. Akira Hasegawa,MS(Eng),PhD,IkudoIkeda,BS(Eng) et al, Cor e translucidez do incisivo central natural in vivo. J Prosthet Dent 2008; 83: 418-23

25. Stephen Phelan, DDS, Utilização de fotografias para comunicar com o laboratório em restaurações posteriores indirectas. J Can Dent Assoc2002 ;68(4):239-42

26. S. Paul*, A. Peter, et al, Análise visual e espectrofotométrica da cor dos dentes humanos. J Dent Res 2002; 81(8): 578-82

27. Wolfgang M. Bengel, A fotografia digital e a avaliação dos resultados terapêuticos após procedimentos de branqueamento. J Esthet Restor Dent 2003; 15 :S21-S32

28. Lambert j. Stumpel III, DDS, Simplificando a correção da imagem digital na

comunicação da cor. J Prosthet Dent 2004; 92(2) : 202-03

29. Alma Dozica,* , Cornelis J. Kleverlaana , et al, Relação na cor de três regiões de incisivos humanos vitais. Materiais Dentários 2004; 20: 832-38

30. H. Dagg, B. O'Connell, et al, The influence of some different factors on the accuracy of shade selection. Jornal de Reabilitação Oral 2004; 31: 900-04

31. Jane D. Brewer, DDS,MS, Alvin Wee, BDS,MS et al, Advances in color matching. Dent Clm N Am 2004; 48: 341-58

32. Mostafa Analoui,PhD, Everika Papkosta,DDS,MS, et al, Designing visually optimal shade guides. J Prosthet Dent2004; 92: 371-6

33. Burkard Hugo, Toblas , et al, Comparison of in vivo visual and computer- aided tooth shade determination. Clin Oral Invest 2005; 9 : 244-250

34. F. D. Jarad, M. D. Russell et al, The use of digital imaging of colour matching and communication in restorative dentistry. British Dental Journal 2005;199(1):43-49

35. Alwin G. Weea, *, Delwin T. Lindsey et al, Precisão da cor das câmaras digitais comerciais para utilização em medicina dentária. Dental Materials 2006; 22: 553-59

36. Seungyee Kim-Paustaeri, DDS, MS, Jane D. Brewer, DDS, MS, et al, Modelo in vitro para avaliar a fiabilidade e a precisão de um instrumento de correspondência de cores dentárias. J Prosthet Dent 2007; 98: 353-58

37. Monica Anand, Pratheek Shetty, et al, Shade matching in fixed prosthodontics using instrumental color measurements and computers. J Indian Prsothodont Soc 2007; 7(4):179-83

38. Alma Dozic,DDS,PhD; Cornelis J. Kleverlaan PhD et al, Performance of five commercially available tooth color-measuring devices. Journal of Prosthodontics 2007; 16 (2): 93-100

39. Q. LI e Y. N. Wang, Comparação da correspondência de cores por observação visual e

um colorímetro dentário intra-oral. Jornal de Reabilitação Oral 2007; 34: 848-54.

40. Alvaro Della Bonaa, * , Allyson A. Barrettb et al, Concordância visual e instrumental na seleção da cor dentária: Três populações distintas de observadores e protocolos de correspondência de cores. Dental Materials 2009; 25: 276-81

41. John D. Da Silva, DMD, MPH,ScM, Sang E. Park, DDS, Desempenho clínico de um sistema espetrofotométrico recentemente desenvolvido na reprodução da cor dos dentes. J Prosthet Dent 2008;99: 361-68

42. Jin - SooAhn, DDS, e Yong-Keun Lee, DDS, PhD, Distribuição de cores de um guia de cores na escala de valor, croma e matiz. J Prosthet Dent 2008;100: 18-28.

43. David Gozalo-Diaz,DDS,MS,a William M. Johnston, PhD,b et al, Estimating the color of maxillary central incisors based on age and gender (Estimar a cor dos incisivos centrais superiores com base na idade e no género). J Prosthet Dent 2008;100:93-98

44. T. Roma Jasinevicius, DDS, MEd, Francis M. Curd, Shade- Matching abilities of dental laboratory technicians using a commercial light source. J Prosthodont2009 ; 60-63.

45. RadeD. Paravina*, Avaliação do desempenho de guias de cor dentária. Journal of Dentistry 2009; 375: e15-e20

46. Lars Schropp,DDS,PhD, Shade matching assistido por fotografia digital e software de computador. Journal of Prosthodontics 2009; 235-41.

47. Seungyee Kim-Paustaeri, DDS, MS, Jane D. Brewer, DDS, MS, et al, Fiabilidade e exatidão de quatro dispositivos dentários de correspondência de cores. J Prosthet Dent 2009;101: 193-9

48. Won-suk Oh*, John Pogoncheff, et al, Correspondência digital por computador da cor dos dentes. Materiais 2010; 3 : 3694-99

49. Yong - Keun Lee, DDS,PhD, aBin Yu PhD, b et al, Mudança de cor percebida de um guia de cor de acordo com a mudança de iluminante. J Prosthet Dent 2011 ; 105: 91-99

50. Elizabeth Sarkis, Mudança de cor de alguns materiais dentários estéticos: Efeito de soluções de imersão e acabamento das suas superfícies. The Saudi Dental Journal 2012 ; 24:85-89

51. Deger Ongul, DMDPhD,a Bulent Sermet, DMD, PhD,b , et al, Avaliação visual e instrumental da capacidade de correspondência de cor de 2 guias de cor num sistema de cerâmica. J Prosthet Dent 2012;108:9-14

52. Shobha Rodrigues* S. Ramand Shetty, et al, Uma avaliação das diferenças de cor entre dentes anteriores naturais em diferentes grupos etários e género utilizando guias de cor disponíveis no mercado. J Indian ProsthodontSoc2012 ; 12 (4) : 222- 30

53. 53 W. K Tam, H. J. Lee, Correspondência de cores dentárias utilizando uma câmara digital. Jornal de Medicina Dentária 2012; 40 : e3-e10

54. Mehta R, Kumar A, et al, Seleção da cor: Mistura de métodos convencionais e digitais - Uma revisão actualizada. J Oral Health Comm Dent 2014; 8(2) : 109-12

55. Jian Wang, DDS, PhD, Jin Lin et al, Avaliação da exatidão da correspondência de cores por computador com um novo sistema de cores de porcelana dentária. J Prosthet Dent 2014;111: 24753

56. Sumanth K. Veeraganta, Ravindra C . Savadi, et al, Diferenças no valor da cor do dente de acordo com a idade, género e cor da pele: Um estudo piloto. J Indian Prosthodont Soc 2015; 15 (2) : 138-41

57. DS Moodley1 , N Patel2 ,et al, Comparação das diferenças de cor na correspondência de tonalidade visual versus espectrofotométrica. SADJ 2015;70(9):402-07

58. Alkaterini Tsiliagkou, DDS, MSc, Sofia Diamantopoulou, DDS, MSc et al, Avaliação da fiabilidade e validade de três dispositivos de correspondência de cores dentárias. Jornal Internacional de Medicina Dentária Estética 2016; 11: 1-15

59. Sari T, Ural C, Yüzbasioglu E, Duran I, Cengiz S, Kavut I. Correspondência de cor de

um material CAD-CAM de cerâmica feldspática para facetas laminadas ultrafinas em função da cor do substrato, da cor da restauração e da espessura. J Prosthet Dent. 2018 Mar;119(3):455-460.

60. Erin Ballard, MS; Michael J. Metz, DMD ,MSD, MS et al, Satisfação de estudantes de medicina dentária, professores e pacientes com a cor dos dentes - correspondência usando um espetrofotómetro. Journal O Dental Education 2017 ; 81(5): 545- 53

61. Kalantari MH, Ghoraishian SA, Mohaghegh M. Avaliação da precisão da seleção da sombra utilizando dois sistemas de espetrofotómetro: Vita Easyshade e Degudent Shadepilot. Eur J Dent. 2017 Abr-Jun;11(2):196-200.

62. Juzer S. Miyajiwala, Mohit G. Kheur, et al, Comparação de métodos fotográficos e convencionais para a seleção da cor do dente: Uma avaliação clínica J Indian Prosthodont Soc 2017; 17: 273-81

63. Liberato WF, Barreto IC, Costa PP, de Almeida CC, Pimentel W, Tiossi R. Comparação entre a correspondência de cores visual, com o scanner intra-oral e com o espetrofotómetro: um estudo clínico. J Prosthet Dent. 2019 Feb;121(2):271-275.

64. Matani JD, Kheur MG, Lakha TA, Jain V. Replicação de uma preparação dentária descolorida: Uma técnica para uma comunicação laboratorial efectiva. J Prosthet Dent. 2018 Sep;120(3):335-337.

65. Shajahan PA, Rohit Raghavan, Neena Kunjumon. A combinação perfeita: Avanços recentes na correspondência de sombras. Revista Internacional de Investigação em Ciências Médicas e Dentárias (IJDMSR) ISSN: 2393-073X Volume 3, Edição 3 (março-2019), PP 09-14

66. Mahn E, Tortora SC, Olate B, Cacciuttolo F, Kernitsky J, Jorquera G. Comparação da correspondência visual analógica da cor, um método visual digital com um filtro de luz polarizada cruzada e um espetrofotómetro para a correspondência da cor dentária. J

Prosthet Dent. 2021 Mar;125(3):511-516

67. Jorquera GJ, Atria PJ, Galán M, Feureisen J, Imbarak M, Kernitsky J, Cacciuttolo F, Hirata R, Sampaio CS. Uma comparação da diferença de cor da coroa cerâmica entre diferentes métodos de seleção de cor: Visual, câmara digital e smartphone. J Prosthet Dent. 2022 Oct;128(4):784-792

68. Tabatabaian F, Beyabanaki E, Alirezaei P, Epakchi S. Métodos visuais e digitais de seleção da cor dos dentes, factores e condições eficazes relacionados, e a sua exatidão e precisão: Uma revisão da literatura. J Esthet Restor Dent. 2021 Dec;33(8):1084-1104.

69. Aswathy S Kumar, Lekshmy AR, Pradeep Dathan2 e K Chandrasekharan Nair. Noções básicas de ciência da cor e prótese dentária - uma revisão. Volume 5 Edição 11 novembro 2021

70. Jouhar, Rizwan, Muhammad Adeel Ahmed e Zohaib Khurshid. 2022. "An Overview of Shade Selection in Clinical Dentistry" [Uma visão geral da seleção de cores na odontologia clínica] Ciências Aplicadas 12, n.º 14: 6841.

71. Rajan, Nimy & S, Rani & Rajan, Amy & Singh, Geetanjali & Jindal, Lucky. (2020). Seleção da cor - Básica para a Medicina Dentária Estética: Revisão da Literatura. Revista Internacional de Pesquisa e Revisão Contemporânea. 11. 10. 15520/ijcrr. v11i09. 849.

72. Mohammed, Shammas & Alla, Rama Krishna. (2011). Correspondência de cores e sombras em Odontologia. Tendências em Biomateriais e Órgãos Artificiais. 25. 172 - 175.

73. Dr. Rakesh Vadher1, Dr. Girish Parmar2, Dr. Shikha Kanodia3, Dr. Akashi Chaudhary4, Dr. Manjit Kaur5, Dr. Toral Savadhariya, Noções básicas de cor em medicina dentária: Uma revisão. IOSR Journal of Dental and Medical Sciences (IOSR-JDMS) e-ISSN: 2279-0853, p-ISSN: 2279-0861. Volume 13, Número 9 Ver. I (Set. 2014), PP 78-85

74. Alomari M, Chadwick RG. Factores que influenciam o desempenho da correspondência

de cores de dentistas e técnicos de prótese dentária quando utilizam duas guias de cores diferentes. Br Dent J. 2011 Dec 9;211(11):E23. /

75. Alayed, M. A. , Alnasyan, A. S. , Aljutayli, A. A. , Alzaben, M. M. , Alrusayni, W. M., & Al Hujaylan, A. A. (2021). Considerações e implicações na seleção de sombra para restaurações dentárias: Uma revisão. Jornal de Farmácia e Ciências Biológicas, 13(Suppl 2), S898.

76. Parameswaran V, Anilkumar S, Lylajam S, Rajesh C, Narayan V. Comparação das precisões de um espetrofotómetro intraoral e do método visual convencional para a correspondência de cores utilizando dois sistemas de guias de cores. J Indian Prosthodont Soc. 2016 Out-Dez;16(4):352-358.

77. Chu SJ. Passos clínicos para uma gestão previsível da cor em dentisteria restauradora estética. Dent Clin North Am. 2007 Abr;51(2):473-85, x.

78. Ellakany P, Madi M, Aly NM, Al-Aql ZS, AlGhamdi M, AlJeraisy A, Alagl AS. Efeito da espessura da cerâmica CAD/CAM na capacidade de mascarar a cor de dentes descoloridos: Estudo in vitro. Int J Environ Res Public Health. 2021 Dez 18;18(24):13359.

79. Della Bona A, Pecho OE, Ghinea R, Cardona JC, Pérez MM. Parâmetros de cor e correspondência de cor dos sistemas cerâmicos CAD-CAM. J Dent. 2015 Jun;43(6):726.

80. Andrew Joiner, Wen Luo, Cor do dente e brancura: Uma revisão,Journal of Dentistry,Volume 67, Suplemento,2017,Páginas S3-S10,ISSN 0300-5712

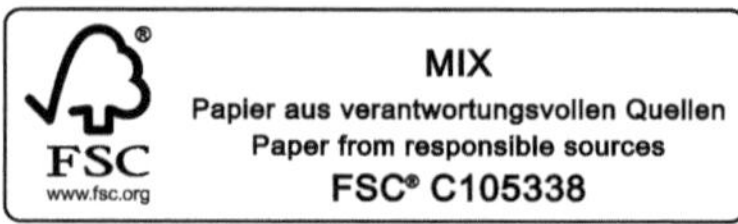

Printed by Books on Demand GmbH, Norderstedt / Germany